Les secrets de la vitalité

Du même auteur
aux Éditions J'ai lu

L'art de rêver, *J'ai lu* 7172

NICOLE GRATTON

Les secrets de la vitalité

J'AI LU

Bienêtre

REMERCIEMENTS

Je remercie deux collaboratrices qui sont aussi des amies appréciées, Carole Fortin et Brigitte Langevin. Leurs précieux commentaires sur la première version du manuscrit m'ont permis d'améliorer le contenu. Je leur en suis extrêmement reconnaissante.

Je remercie aussi toutes les personnes qui ont contribué à ce que ce livre puisse être écrit dans des conditions idéales. D'abord Réjean Paquin qui m'a loué une jolie maisonnette à Val-David, un lieu parfait pour une retraite d'écriture. Merci à Richard Robinette de m'avoir mis en contact avec M. Paquin. Durant cette période, mes sœurs Danielle et Carole, ainsi que ma filleule Josée ont apporté des moments de joie pour agrémenter mon isolement volontaire.

Merci à Denise Cardinal qui a veillé à la bonne marche de l'École de Rêves pendant mon absence.

À mes sœurs spirituelles
Louise Laforte
Claire Larose
Ginette Bellefleur

À la Nature qui nourrit nos corps
à l'Amour qui nourrit nos cœurs
à l'Esprit qui nourrit nos âmes

AVANT-PROPOS

Le corps humain est une grande merveille ! Il commence par un simple ovule fécondé par un spermatozoïde microscopique. Neuf mois plus tard, il devient un organisme complet, constitué de milliards de cellules spécialisées qui le font bouger, respirer et digérer (corps), et le font penser, créer et s'émouvoir (esprit).

Pourtant, il y a des moments où cette merveille se détraque. La fatigue normale qui s'effaçait après une bonne nuit de sommeil se transforme en fatigue chronique. Des petits malaises apparaissent ici et là. L'effort physique est plus pénible et l'activité mentale plus lente. Que s'est-il passé pour en arriver là ?

La vie moderne, avec son lot de stress, semble nous laisser croire que le manque d'énergie est normal. Les cas d'épuisement, de *burn-out* et de dépression ne cessent d'augmenter. Les délais avant de consulter un médecin deviennent de plus en plus longs et les urgences débordent. Que pouvons-nous faire ?

Est-il possible de remédier à certaines conditions pour retrouver la vitalité d'antan ? Quels sont les facteurs qui influencent le plus notre énergie physique et psychique ? Comment reprendre notre pouvoir personnel afin de gérer de façon adéquate notre capital énergétique ?

La bonne fatigue, celle qui est ressentie à la fin d'une journée active et qui est occasionnée par un effort physique normal ou l'accomplissement de tâches stimulantes, est courante et même nécessaire. Cependant, se lever plus fatigué que la veille, être somnolent toute la journée et avoir de la difficulté à s'endormir le soir suivant, cela n'est pas normal. Le manque de vitalité ne doit pas saboter nos activités, jour après jour.

Parmi les malaises reliés à la fatigue anormale, nous retrouvons des baisses d'énergie fréquentes, de la difficulté à soutenir un effort ordinaire, une incapacité à récupérer, un manque inquiétant de concentration, une perte d'enthousiasme, une démotivation croissante, une tristesse teintée d'inquiétude, un sommeil non réparateur, de l'irritabilité et parfois de l'insomnie. Si vous reconnaissez un ou plusieurs de ces symptômes, ce livre peut vous aider à les diminuer ou même à les faire disparaître. Le but est de vous offrir des outils pour remédier à ces problèmes en utilisant des moyens simples et peu coûteux, voire gratuits.

Pour conduire une voiture, nul besoin d'être mécanicien. Pour éclairer une pièce, nul besoin d'être électricien. Pour cuire un gâteau, nul besoin d'être cuisinier. Il suffit de mettre la clé de contact dans le démarreur, de tourner le commutateur ou d'allumer le four. De la même façon, pour augmenter notre énergie physique, émotionnelle et spirituelle, nous n'avons qu'à utiliser le bon outil qui ouvre les valves énergétiques présentes en chacun de nous.

Pour éviter un accident de la route, un court-circuit ou un gâteau brûlé, il faut être au courant des risques potentiels. Pour jouir d'une vitalité optimale, il suffit de connaître certaines notions élémentaires de la physiologie humaine, de reconnaître les erreurs potentielles issues de nos comportements et d'amorcer quelques changements quant à certaines habitudes de vie nuisibles.

Pour augmenter notre énergie, il n'est pas nécessaire d'avoir des connaissances approfondies en nutrition ou en médecine, ou encore de suivre une diète rigoureuse, de faire des exercices exigeants ou de dépenser des sommes exorbitantes. Il n'est surtout pas nécessaire de renoncer aux petits plaisirs qui rendent la vie si excitante.

Les secrets de la vitalité sont des moyens simples d'avoir de l'énergie à petit prix. La nature nous procure tous les éléments essentiels à notre survie. Il ne nous reste plus qu'à vivre en harmonie avec les lois de l'hygiène naturelle pour jouir d'une vitalité physique, émotionnelle et spirituelle.

L'ignorance conduit à la dépendance et la connaissance mène à l'autonomie. Des informations justes, du vécu personnel et de la discipline suffisent pour amorcer une prise en charge de notre capital énergétique. Tel un compte en banque, l'ensemble de notre énergie dépendra de nos retraits et de nos dépôts. Des dépôts quotidiens, tant au niveau physique, émotionnel que spirituel, assureront des réserves d'énergie pour une vitalité croissante.

Nous avons la responsabilité de développer le potentiel de notre organisme pour mieux résister à tout ce qui peut attaquer son intégrité physique et psychique. En prenant conscience des causes qui fragilisent notre état, nous pouvons les éviter et favoriser les facteurs qui augmentent sa résistance.

Il sera question dans ce livre de moyens naturels facilement accessibles : alimentation, air et sommeil. Par une gestion consciente des trois sources d'énergie de base, nous pouvons normaliser notre niveau de vitalité.

À chaque seconde, la respiration nous fournit de l'énergie ; à chaque heure, les aliments sont une source de vitalité ; à chaque jour, le sommeil recharge nos batteries internes. Si nous ne sommes pas totalement énergisés et éveillés, c'est qu'une erreur de parcours s'est glissée dans la gestion de ces ressources d'énergie. Il n'en tient qu'à nous de repérer ces écarts et de les corriger afin de jouir d'une vie pleine et satisfaisante.

Quelques notions de physiologie vous seront présentées afin de mieux comprendre les merveilles du corps humain. Ces informations seront pour vous un moyen de partager le miracle de la vie qui se manifeste chaque seconde dans nos milliards de cellules.

Le dénominateur commun des trucs de vitalité mentionnés relève du gros bon sens jumelé à une simplicité désarmante. Le tout se met en application sans frais supplémentaires, car si la vie est gratuite, la santé peut l'être aussi.

INTRODUCTION

Notre corps est comme une immense banque où l'énergie est disponible pour maintenir notre organisme en vie. À la naissance, nous bénéficions d'un capital énergétique autofonctionnel. La vitalité d'un enfant en bonne santé est agréable à observer. Il s'éveille en forme, réclame sa nourriture au besoin, s'amuse et se repose lorsque c'est nécessaire. Il n'abuse de rien, car il sent instinctivement quand s'arrêter. Il respire à pleins poumons, mange lentement, bouge beaucoup et rit de bon cœur.

En grandissant, nos habitudes de vie maintiennent ou affaiblissent ce capital énergétique. Tel un compte en banque, nous y faisons continuellement des dépôts et des retraits. L'air vitalisant, les aliments nutritifs et le sommeil réparateur sont des sources d'énergie. Le stress physique, la détresse émotionnelle et l'inertie spirituelle sont des sources d'épuisement.

La vie est un perpétuel mouvement qui génère des gains ou des pertes d'énergie. Les secrets de la vitalité se trouvent dans l'art de maintenir un compte énergétique en bonne santé financière : de veiller à ce que les retraits ne soient pas supérieurs aux dépôts et d'oser des investissements qui rapportent à long terme.

Les retraits normaux résultent des actions quotidiennes : bouger grâce à nos muscles (dépenses externes), respirer, digérer et éliminer (dépenses internes), exprimer des sentiments (dépenses émotionnelles) et penser (dépenses mentales). Les retraits nuisibles proviennent d'habitudes malsaines, de comportements inconscients ou d'abus risqués.

Les dépôts proviennent d'une alimentation saine, donc riche en nutriments, de l'activité physique régulière faite dans le plaisir et des moments de recueillement qui maintiennent l'harmonie intérieure. Les investissements à long terme sont le résultat de nouvelles habitudes saines, de la méditation régulière et d'une cure de santé.

Pour bien gérer notre capital énergétique, nous possédons un collaborateur précieux : l'instinct. Il agit en tant que visionnaire, celui qui sait à court et à long terme ce qui est bon pour nous. L'instinct est là depuis notre naissance. Lorsque enfant nous étions malade, c'était lui qui nous faisait dormir au lieu de manger. Avant que le sucre ne vienne pervertir le sens du goût, c'était lui qui nous guidait vers les bons aliments et nous faisait délaisser ceux qui ne convenaient plus à notre corps en transformation.

À l'adolescence, c'est notre visionnaire intérieur qui stimulait notre appétit pour faire le plein de vitamines et de minéraux afin de soutenir la croissance accélérée des os et l'arrivée massive de nouvelles hormones.

À l'âge adulte, l'instinct continue de nous éclairer sur les bons investissements énergétiques, comme le besoin de faire une cure saisonnière. Il nous prévient aussi d'une arrivée prochaine d'emprunteurs d'énergie, comme les abus alimentaires du temps des fêtes ou des forfaits vacances avec buffet à volonté.

Notre banque énergétique subit parfois des assauts inattendus de cambrioleurs. Ces voleurs de banque impromptus en veulent à notre capital santé. Ce sont les blessures accidentelles, les maladies infectieuses et les événements incontrôlables, générateurs de grand stress (deuil, divorce, perte d'emploi, etc.).

Même si la panique intérieure tend à s'installer, il est bon de savoir que si les réserves d'énergie sont suffisantes, ces pertes soudaines n'affecteront pas de façon définitive notre capital santé. Par contre, si le compte énergétique est « dans le rouge », des dépôts plus importants seront exigés de toute urgence, afin de rétablir l'équilibre rompu.

Tout au long des pages qui vont suivre, des informations concernant la gestion de notre capital énergétique seront présentées : l'art de faire des dépôts quotidiens, de gérer des retraits inattendus et de prévoir des investissements à long terme.

Première partie

DE L'ÉNERGIE POUR LE CORPS

Chapitre 1

Le stress physique

Le stress fait partie de la vie. Par définition, le stress est une réponse non spécifique de l'organisme à une demande quelconque. Il constitue une adaptation interne à un stimulus externe qui provoque deux réactions possibles : le combat ou la fuite. Le stress approprié nous permet de nous adapter aux multiples conditions environnantes.

Dans le passé, à l'âge de pierre, l'homme connaissait des stress bien différents de ceux de notre époque. La menace constante d'animaux dangereux et les conditions précaires de survie le rendaient vulnérable aux causes extérieures. Le danger étant clairement défini, la réponse de combat ou de fuite s'imposait d'elle-même.

De nos jours, le stress provient davantage d'un environnement que nous avons créé de toute part. Cet environnement qui se veut d'abord axé sur la productivité et l'efficacité se retourne parfois contre nous et devient une source de stress.

On dit que le stress, entre autres, serait dix fois plus nocif à notre équilibre physiologique qu'une mauvaise alimentation. Il intoxique l'organisme, brouille l'équilibre hormonal, élève le taux de sucre et de cholestérol dans le sang, et diminue les forces de défense.

Les signes physiologiques qui indiquent que le corps est en situation de stress sont : des battements cardiaques accélérés, une tension artérielle élevée, une respiration superficielle, une transpiration abondante. En plus du système nerveux qui s'active grandement, le système hormonal se met en phase de décharge afin d'apporter la réponse adéquate : combattre ou fuir. Le danger d'épuisement de l'organisme vient de l'exposition prolongée au stress, car l'ensemble du corps est surmené et peut même se détraquer.

Un stress soutenu engendre une sécrétion prolongée des hormones du stress, dont le cortisol et l'adrénaline sécrétés par les glandes surrénales. Ces hormones épuisent l'organisme et provoquent à long terme l'atrophie du système immunitaire en rendant notre corps peu résistant aux infections. Si, en plus, l'organisme est mal nourri, se surmène et vit dans un environnement pollué, il devient un terrain propice à la naissance d'une maladie grave.

Afin de réduire les pertes d'énergie, il importe donc de reconnaître les sources de stress physiques. Une fois reconnues, nous pouvons adopter une stratégie pour les éliminer quand cela est possible, ou les réduire au minimum.

Parmi les stress physiques modernes, il y a ceux qui sont générés par l'environnement externe et ceux qui sont provoqués par l'environnement interne.

L'ENVIRONNEMENT EXTERNE

Il faut se l'avouer, plus la technologie progresse, moins l'air et l'eau sont sains. La pollution atmosphérique est devenue une menace omniprésente qui touche la planète au complet, et la contamination des eaux l'est tout autant.

Pollution industrielle

La contamination de l'air et de l'eau en provenance des principaux polluants industriels crée un stress pour le corps physique qui doit éliminer ces déchets dangereux. L'air de nos villes, aux prises avec le smog et l'eau souterraine contaminée, soumet notre organisme à des changements rapides en peu de temps.

On distingue deux types de pollution de l'air : la pollution de proximité et la pollution globale. La première provient des effets directs du tabagisme, du chauffage résidentiel, des gaz produits par les voitures en excès et des fumées des usines. La seconde résulte de phénomènes plus complexes et variés, comme la production d'ozone dans les basses couches atmosphériques, les pluies acides, la réduction de la couche d'ozone à haute altitude et l'augmentation de l'effet de serre.

En plus de l'air et de l'eau, il existe d'autres sources au caractère agressif. Autour de nous, la vie palpite dans un incessant mouvement. La vitesse, la lumière, le bruit sont presque omniprésents. De cette activité découle un stress qui nous assaille de différentes façons : la vitesse nous étourdit, le bruit nous assourdit et la lumière nous éblouit.

Les bruits extérieurs se combinent à la vitesse pour élever un peu plus notre niveau de stress. Le premier son qui nous agresse est généralement la sonnerie du réveille-matin, le son strident du téléphone ou les cris d'un enfant qui réclame une attention immédiate. La radio ou la télé s'ajoutent par la suite, de même que les sons de la vie moderne : automobiles et camions, trains et avions, sirènes et klaxons. Les appareils à ventilation et à climatisation, les thermopompes, les tondeuses à gazon viennent à leur tour nous envahir dans notre maison.

Le bruit perturbe le déroulement du sommeil et cause des difficultés d'endormissement. Il agit aussi sur la tension artérielle en causant un nombre important de cas d'hypertension. Ce fait a été constaté entre autres chez des ouvriers qui travaillent dans des endroits très bruyants. Le bruit augmente la sécrétion du cortisol et du cholestérol. C'est donc un puissant voleur d'énergie.

La lumière, qui représente une des inventions les plus utiles de notre époque, peut aussi devenir envahissante et, du même coup, stressante. Le cerveau exposé à la lumière travaille sans arrêt à analyser les formes, les couleurs, les textures, les structures et les mouvements. Cette activité exige un effort perpétuel qui épuise les cellules cérébrales. D'où l'importance de fermer les yeux de temps à autre pour s'offrir un repos cérébral et une régénération des pigments rétiniens de l'œil.

Malgré le plaisir qu'ils apportent, le téléviseur, l'écran d'ordinateur et les jeux vidéo sont de grands facteurs de stress pour le cerveau. Le déroulement de l'image par effet stroboscopique épuise le cerveau, car il s'ajuste à chaque « tremblement » de l'écran (balayage des électrons pour rafraîchir l'écran). Ce phénomène, imperceptible à l'œil nu, se produit plusieurs fois par seconde et crée une fatigue visuelle. L'œil est donc en perpétuelle activité durant un travail à l'ordinateur, un jeu vidéo ou le visionnage d'une émission télévisée.

Les symptômes de fatigue visuelle sont l'irritation et les rougeurs des yeux, la sensation de sécheresse, l'inflammation des paupières, la vision floue. On peut aussi ressentir des maux de tête, des étourdissements et des nausées.

En fixant l'écran, nous avons généralement tendance à moins cligner des yeux. Cela empêche le système lacrymal (larmes) de rincer la surface de l'œil et provoque ainsi une sécheresse de la rétine, une irritation de l'œil et une sensibilité accrue aux particules de poussière qui collent à l'écran. Pour contrer ce problème, on doit se forcer à cligner des yeux le plus souvent possible.

Pollution domestique

Même si on pense qu'en rentrant chez soi on se sauve de la pollution extérieure, il faut aussi considérer une autre source de contamination de l'air : la pollution domestique. Les maisons d'aujourd'hui sont tellement bien isolées qu'elles emprisonnent les polluants à l'intérieur. Depuis la crise de l'énergie, les constructeurs ont renforcé l'isolation au détriment de la ventilation.

Les polluants emprisonnés à l'intérieur de la maison entraînent des effets nuisibles considérables pour la santé et la qualité de vie. Selon l'Agence de protection environnementale, l'air intérieur de nos maisons peut être jusqu'à 100 fois plus pollué que l'air extérieur.

Les sources de pollution domestique sont multiples : la majorité des produits d'entretien à base de substances toxiques comme l'ammoniaque, les produits pour neutraliser les odeurs, assainir l'air, faire briller les meubles, réduire la formation de buée dans la salle de bains, etc. On pourrait dire que tout ce qui est vaporisé dans l'air ou sur des objets est potentiellement dangereux pour les poumons, qui doivent respirer ces substances chimiques.

Les accessoires de cuisine sont aussi des sources de pollution à cause de l'enduit toxique des traitements antiadhésifs des poêles et des casseroles. Cet enduit peut se décoller et être absorbé dans notre organisme. Les tissus recouverts d'un traitement antitache et imperméabilisés sont aussi source de pollution par les émanations de produits chimiques que nous respirons pendant un certain temps. Des ingrédients retrouvés dans les peintures, les vernis, les colles, les teintures et les plastiques peuvent causer une foule de problèmes physiques à cause des composés organiques volatils (COV) qu'ils dégagent et que nous respirons.

Du côté des revêtements de sol, les moquettes fabriquées à base de produits pétroliers (nylon ou polypropylène) sont enduites de teinture chimique puis de colle dont les vapeurs sont une source d'irritation potentielle pour les voies respiratoires. Les planchers faits à partir de bois lié par une résine d'urée formaldéhyde produisent des vapeurs tout aussi irritantes. Les revêtements faits de minéraux (céramique, marbre, béton poli, pierres naturelles), recouverts de produits scellants, de colles, de bouche-pores ou de mortier, sont également incommodants, particulièrement lors de la pose.

Environ une personne sur trois se considère sensible aux polluants intérieurs. En plus des produits de nettoyage, une foule de produits chimiques particulièrement odorants s'ajoutent aux polluants intérieurs : désodorisants, parfums, fixatifs et gels à cheveux ainsi que les produits antistatiques pour les vêtements. Il faut aussi faire attention à l'usage abusif d'encens et de bougies parfumées.

Le problème est aggravé par le fait que la plupart des maisons ou des appartements sont mal ventilés. L'amélioration de l'étanchéité des maisons pour réduire les frais de chauffage en est la cause principale. Il en résulte une augmentation des concentrations de fumée, de vapeurs chimiques et d'humidité favorisant la prolifération d'acariens et de moisissures toxiques.

En plus d'être associées à l'aggravation de l'asthme, les moisissures et leurs mycotoxines attaquent le système immunitaire et peuvent provoquer des maux de tête, des étourdissements et même des nausées. Une autre cause de pollution intérieure est l'infiltration d'eau qui entraîne généralement la croissance fongique (champignons) pouvant causer des troubles respiratoires.

Si le domicile est muni d'un patio en bois traité et d'une piscine, on se retrouve avec d'autres sources de pollution, l'arsenic et le chlore. Le bois traité verdâtre contient une quantité dangereuse d'arsenic, un produit cancérigène et toxique. Le contact direct avec ce matériau représente des risques élevés, surtout pour les enfants, qui portent souvent leurs doigts à la bouche. Si on brûle les débris de ce type de bois, la fumée et la cendre sont nocifs car la combustion concentre les poisons. L'usage de matériaux alternatifs tels le cèdre, le béton, la pierre et le métal est recommandé.

Pour la piscine, c'est l'usage du chlore qui vient nuire aux plaisirs de l'été. Excellent bactéricide, le chlore est par contre un produit corrosif. Certaines personnes développent d'ailleurs des allergies au chlore.

Du côté des vêtements, le nylon, l'acrylique et le polyester sont confectionnés à partir de produits chimiques. Leurs fibres thermoplastiques souples dégagent des vapeurs très toxiques, surtout à la sortie de la sécheuse. On peut ajouter du vinaigre à l'eau de rinçage pour éliminer une bonne partie des résidus chimiques sur les vêtements neufs, mais rien ne vaut des tissus naturels de qualité. Les textiles à privilégier sont la laine, la soie, le coton et le lin.

Les vêtements nettoyés à sec sont plongés dans une solution chimique hautement toxique qui dissout les taches sans que le tissu l'absorbe. Au retour du nettoyeur, il est recommandé de les laisser aérer dehors, dans le garage, ou près d'une fenêtre, pour évacuer les vapeurs nocives.

Le nombre de personnes asthmatiques augmente à un taux alarmant depuis les dernières années. À cause des quelque 70 000 composés chimiques couramment utilisés, et dont la toxicité à long terme est inconnue, la tolérance à un environnement surchargé de polluants commence à atteindre sa limite. On dénote un nombre croissant de personnes éprouvant toutes sortes de maux liés à une hypersensibilité. Pour ces personnes, même une faible odeur de parfum peut déclencher une panoplie de symptômes allant des troubles neurologiques à la crise d'asthme mortelle.

Les moyens à prendre pour diminuer l'hypersensibilité aux produits chimiques sont entre autres l'air pur pour ventiler les poumons, les aliments biologiques pour fortifier les défenses naturelles, l'eau pure pour hydrater convenablement l'organisme, et le port de vêtements en fibre naturelle non traitée. La situation idéale serait de vivre dans une maison aux matériaux sans émission pétrochimique.

En plus de la présence de produits toxiques dans l'air, il y a les rayonnements électromagnétiques dus aux nombreux appareils électriques présents dans notre environnement : électroménagers, four à micro-ondes, téléviseur, chaîne stéréo, ordinateur, téléphone cellulaire, couverture électrique, etc. Les rayonnements en provenance de ces appareils dévitalisent le corps.

On peut difficilement se passer de la technologie qui a pour but de nous faciliter la vie. On peut néanmoins appliquer quelques règles de base afin d'éviter l'épuisement dû à l'exposition aux rayonnements électromagnétiques :

- s'installer à une bonne distance du téléviseur ;
- utiliser le moins possible le four à micro-ondes ;
- ne pas fixer l'écran d'ordinateur pendant de longues heures, sans une pause ;
- éteindre les appareils de bureau lorsqu'ils ne sont pas utilisés ;
- retirer les appareils électroniques de la chambre à coucher ;
- ne pas utiliser de couverture électrique chauffante ;
- diminuer l'usage du téléphone cellulaire.

Après l'environnement externe, nous devons aussi prendre conscience de l'environnement interne comme source de stress.

Nous allons aborder deux types de stress physiologique qui s'attaquent particulièrement à notre vitalité : la suralimentation et la déshydratation.

Pendant qu'une partie de la planète meurt de faim, dans les pays industrialisés, on meurt de trop manger. Pendant que des milliers de personnes n'ont pas d'eau potable, ici on souffre de boire trop peu d'eau. Ces situations aberrantes sont pénibles à constater, car la majorité des maladies dégénératives qui font le plus de victimes dans les pays riches sont dues aux conditions de vie. Parmi ces maladies dégénératives, nous retrouvons les maladies cardiaques, le diabète et le cancer.

La suralimentation

Malgré l'avancement de la technologie et des sciences de pointe, malgré les recherches médicales et les découvertes de la génétique, malgré l'espérance de vie qui a augmenté de plusieurs années, l'homme vieillit mal. « L'âge moyen auquel apparaissent un certain nombre de maladies considérées comme graves (maladies cardio-vasculaires, maladies auto-immunes, maladies chroniques, cancers et même le SIDA) a diminué de sept ans. En moyenne, nous tombons donc malades sept ans plus tôt qu'il y a vingt ans. Par contre, nous vivons plus vieux[1]. »

Notre mode d'alimentation est basé sur la présence de plusieurs aliments dans un même repas que l'on répète généralement trois fois par jour, sans compter les collations. Cela cause une suralimentation. De plus, la variété des aliments stimule à l'extrême l'appétit et le sens du goût. La conséquence de cette stimulation est une incita-

1. Crêve-Cœur, Jean-Jacques, *Le langage de la guérison*, Éditions Jouvence, 2000.

tion à manger encore plus et plus souvent, rendant ainsi la digestion plus laborieuse. Plus l'estomac est surchargé, moins il est efficace pour décomposer adéquatement les aliments afin de les rendre assimilables.

La suralimentation, ce mal du siècle, entraîne un problème de l'organisme en général, que les biologistes et les hygiénistes appellent *toxémie*. La toxémie est l'état physiologique d'un organisme surchargé de toxines.

La toxémie est comparable à une rivière polluée dans laquelle on rejette tous les polluants chimiques de la vie moderne : produits chimiques, déchets domestiques et substances toxiques. À cause de l'abondance d'aliments transformés et chimifiés par les colorants et les agents de conservation, notre organisme absorbe une panoplie d'éléments polluants.

En plus des aliments ingérés par la bouche, il y a les produits de soin pour le corps qui entrent par la peau (crèmes, huiles et poudres), les produits de maquillage (fonds de teint, fards à joues et à paupières, rouges à lèvres et cache-cernes). Ajoutons à cette liste incomplète tous les autres produits, dont les écrans solaires, les crèmes hydratantes, assouplissantes, amincissantes et bronzantes, pour n'en nommer que quelques-uns.

Si nous prenons le temps de lire les étiquettes qui indiquent la liste parfois interminable de produits chimiques que les cosmétiques contiennent, nous pouvons constater que notre corps risque de se transformer en rivière polluée. En effet, une bonne partie de ce que nous déposons sur notre peau pénètre dans notre corps par capillarité. Afin de nous sensibiliser à cette pollution interne, nous pourrions nous demander, chaque fois que nous utilisons un produit aux vertus supposément magiques, *est-ce que je boirais de cette substance ?*

Sur le plan de l'alimentation, nous devons aussi être vigilants. Parmi les produits chimiques introduits dans les aliments et qui encombrent notre corps, il y a les protéines animales (hormones, antibiotiques), les mauvais sucres (sucres synthétiques), l'alcool, les drogues et les médicaments. Ces produits provoquent l'augmentation de radicaux libres dans l'organisme. Les radicaux libres sont des molécules instables en provenance du métabolisme naturel du corps. Ils prolifèrent lors de maladies inflammatoires et d'intoxications chroniques aux pesticides et aux herbicides. L'alcool, la cigarette et la consommation d'aliments frits et fumés contribuent aussi à leur prolifération.

Les dommages causés par les radicaux libres sont nombreux : blocage des mécanismes de défense, altération des membranes cellulaires, détérioration des parois des vaisseaux sanguins pouvant causer l'insuffisance rénale, hépatique, cérébrale ou pulmonaire.

À cause de la grande variété d'aliments disponibles sur nos tables, nous consommons beaucoup de protéines. La surabondance de protéines exige un effort supplémentaire de digestion, car elles sont longues à se décomposer pour devenir assimilables et réutilisables en tant que matériaux de construction pour l'organisme. De plus, les protéines animales produisent des résidus, dont l'acide urique. Lorsque le sang est surchargé d'acide urique, il devient visqueux et gluant. Une fois épaissi, le sang circule difficilement, ce qui provoque léthargie, frilosité et faiblesse. Les excédents d'acide urique peuvent se transformer en dépôts qui se logent dans le foie, les reins et les cartilages, causant des calculs (pierres), de l'arthrite et des névrites.

Les médicaments, l'alcool, les drogues, les condiments irritants (sel, poivre, moutarde, vinaigre, piments forts et sucres raffinés), les additifs chimiques pour la conservation des aliments, les engrais et les pesticides, les colorants alimentaires sont tous des polluants internes.

Les conséquences de la toxémie sont nombreuses : troubles du sommeil, douleurs au dos, rhumes ou grippes interminables, faiblesse générale. Certaines maladies, dont les causes sont peu précisées, comme la fibromyalgie, pourraient être la conséquence d'un organisme encombré de toxines et déficient en nutriments. Un nutriment est une substance alimentaire directement assimilable servant à la construction des cellules du corps physique. Parmi les nutriments essentiels au maintien de la vie, nous retrouvons les protéines, les vitamines, les minéraux, les acides gras et les enzymes.

On peut reconnaître une toxémie par les signes suivants : langue chargée et épaisse, haleine forte, yeux ternes et encombrés de sécrétions, teint blême, traits tirés, odeur corporelle désagréable, cheveux ternes, urines troubles, œdème tissulaire (cellulite), besoin accru de sommeil, sensation de lourdeur, rhumes ou grippes interminables, ampleur du syndrome prémenstruel, règles douloureuses.

Afin de diminuer le niveau de toxémie, nous pouvons changer graduellement certaines habitudes. La première consiste à simplifier les repas en mélangeant le moins d'aliments différents au cours du même repas. Les repas simples se digèrent mieux et exigent moins d'effort de la part des organes de digestion, dont le foie, la vésicule biliaire et le pancréas. Pour obtenir un rendement digestif maximum, on recommande le plus possible de respecter les combinaisons alimentaires. Les bons enzymes sont alors sécrétés afin de transformer complètement l'aliment en énergie. Plus le nombre d'enzymes différents que doit sécréter l'organisme pour gérer ces aliments est important, plus l'estomac, le foie et le pancréas doivent assumer un travail complexe et ardu. Une approche pratique pour bien s'alimenter est décrite au chapitre 2 : « Les aliments énergisants ».

Retenons qu'une alimentation variée est nécessaire, mais elle devrait être répartie dans différents moments de la journée. Les fruits constituent un excellent petit déjeuner et apportent toutes les vitamines et les minéraux nécessaires pour la journée. Les légumes, accompagnés de protéines ou de féculents, fournissent tous les nutriments (acides aminés) et une source d'énergie de haute qualité (bonnes graisses et bons sucres) pour construire les cellules.

Si on préfère les portions généreuses, le respect des combinaisons alimentaires demeure une autre possibilité, dont voici les règles de base : les fruits seuls dans un estomac vide, un type de protéine à la fois (viande, poisson ou œuf) accompagné d'une salade et de quelques légumes. Les amidons (pains, céréales ou riz) se mangent à part, aussi avec une salade ou des légumes.

La déshydratation

Notre alimentation riche en produits transformés et en substances toxiques (additifs chimiques et agents de conservation) nécessite beaucoup d'eau pour neutraliser les effets nocifs de ces substances polluantes. Malgré l'abondance d'eau potable, nous choisissons trop souvent des boissons commerciales contenant des colorants, des agents de conservation et des mauvais sucres pour tenter de satisfaire notre soif, alors qu'en réalité on accentue la déshydratation.

Le corps humain est composé de 75 % d'eau. Pour bien fonctionner, l'eau devient la substance première et l'agent conducteur de son métabolisme. En tant que solvant, l'eau est chargée de la régulation de toutes les fonctions organiques et sert au transport des nutriments et des déchets.

Comme le dit si bien le Dr Batmanghelidj, nous sommes aux prises avec un manque d'eau sans le savoir : « À l'heure actuelle, la sensation de bouche sèche constitue le seul et unique signe reconnu de déshydratation du corps. Or, celui-ci est le *dernier* signe perceptible de déshydratation extrême[1]. » Ce médecin est un fervent

1. Batmanghelidj, Dr Fereydoon. *Votre corps réclame de l'eau*, Éditions Trois Fontaines, 1994, p. 24.

défenseur de l'eau comme traitement pour de multiples malaises dont les allergies, les ulcères, les douleurs rhumatismales, les maux de dos, les maux de tête et bien d'autres. Il recommande de boire un minimum de six à huit verres d'eau par jour.

Le thé, le café, l'alcool et les boissons industrielles ne sont pas des fournisseurs d'eau. Ce sont des liquides agréables au goût, mais nocifs pour le corps, car ce sont des agents déshydratants. À cause de leur action puissamment diurétique, ils provoquent une forte élimination d'eau. Pour neutraliser l'effet déshydratant d'une boisson commerciale contenant du sucre, des colorants et des agents de conservation, cela nécessite de quatre à huit verres d'eau.

Nos cellules baignent dans un solvant constitué principalement d'eau. Elles y puisent leurs nutriments et y rejettent leurs déchets métaboliques. Si nos cellules baignent toute la journée dans un solvant souillé par le nettoyage quotidien, c'est exactement comme si on lavait la vaisselle dans l'eau sale de la veille. Pas très efficace comme nettoyage !

Une façon de reconnaître si nos cellules ont un environnement propre pour mener à bien leurs précieuses activités, c'est de surveiller la couleur de notre urine. Au réveil, après une nuit de sommeil où le travail de nettoyage interne a été intense, il est normal que l'urine soit foncée. Par la suite, si nous mangeons des aliments aqueux comme des fruits frais et des légumes crus, notre urine devrait s'éclaircir en signe d'une bonne hydratation. Si à aucun moment de la journée elle ne devient claire comme de l'eau, nous pouvons y déceler un risque de déshydratation qui crée un environnement malsain pour nos cellules.

Pour que le corps reçoive toute l'énergie nécessaire à l'exercice de ses multiples fonctions, dont celles de la respiration, de la digestion, de l'assimilation et de l'élimination, nous avons intérêt à fournir à nos cellules les meilleures conditions de travail. Une de ces conditions est de leur procurer un solvant propre par une hydratation convenable.

L'eau assume aussi une fonction hydrolytique dans les réactions chimiques internes et fournit de l'énergie hydroélectrique au cerveau en aidant les neurotransmetteurs[1] à effectuer leurs tâches convenablement en vue d'un bon équilibre mental et émotif. « Le cerveau utilise l'énergie électrique par la force de l'eau des pompes génératrices d'énergie. En cas de déshydratation, la production d'énergie dans le cerveau diminue. De nombreuses fonctions cérébrales, qui dépendent de cette énergie, deviennent inopérantes. Nous reconnaissons cette inadéquation fonctionnelle et l'appelons *dépression*. Cet état, engendré par la déshydratation, peut mener au *syndrome de fatigue chronique*[2]. »

Nos organes vitaux ont aussi un grand besoin en eau : l'estomac pour scinder les protéines en acides aminés, le foie pour son travail de traitement des substances qui transitent dans ses cellules et l'intestin pour soutenir le travail d'élimination.

Lorsqu'on ressent la soif, un état avancé de déshydratation est déjà en place. Si nous buvons un café ou un cola, nous amplifions le problème, car pour neutraliser les effets négatifs de ce type de boisson (diurétique, excitation nerveuse, effet acidifiant sur le corps, stimulation du cœur, etc.), comme nous l'avons mentionné précédemment, nous devons boire au moins cinq verres d'eau supplémentaires. Cette quantité ne sert qu'à annuler les conséquences dommageables des boissons précédentes. Pour nous hydrater convenablement, nous devons ajouter une autre quantité d'eau.

---

1. Substance émise par les cellules cérébrales et servant à acheminer l'influx nerveux.

2. Batmanghelidj, Dr Fereydoon, *Votre corps réclame de l'eau*, Éditions Trois Fontaines, 1994, p. 59.

Vous pouvez imaginer la dette en eau que nous portons si nous commençons la journée avec deux tasses de café au lever, une autre à la pause, une boisson gazeuse à midi, un thé en fin d'après-midi et un verre de vin au souper. Un calcul rapide nous donne une dette de 30 verres d'eau, sans même avoir commencé à nous hydrater convenablement.

De plus, durant la journée, nous augmentons aussi le déficit en eau en prenant de l'alcool, cette chère boisson aux vertus socialisantes, mais aux effets aberrants et insidieusement dommageables. L'alcool n'est pas digéré : il passe directement du tube digestif aux vaisseaux sanguins. En quelques minutes, le sang le transporte dans toutes les parties de l'organisme, dont le cerveau, qui en subit les conséquences par des réflexes diminués. L'alcool détend et désinhibe à court terme, mais lorsqu'il est consommé à des doses importantes, il provoque un état d'ivresse et peut entraîner des troubles digestifs, des nausées et des vomissements.

L'alcool déshydrate les cellules et détruit les vitamines du groupe B. Des recherches ont démontré que dès qu'il y a absorption d'alcool, les globules rouges sanguins s'agglutinent et entravent la circulation du sang. La conséquence directe de cette entrave est une diminution du flot sanguin au cerveau, qui se prive de sa ration normale en oxygène, causant la mort de cellules cérébrales. L'idée reçue vantant les bénéfices du vin rouge pris quotidiennement fait davantage référence aux bienfaits du jus de raisin plutôt qu'aux bienfaits du vin même.

En conclusion, la qualité des environnements externe et interne influence directement notre niveau de vitalité. Si nous devons consacrer une grande partie de notre énergie à dépolluer notre corps, il nous en restera très peu pour les relations personnelles et les fonctions professionnelles. La vitalité physique est essentielle pour jouir d'une vie épanouie. Le temps devient alors une denrée importante pour investir dans une bonne gestion de nos énergies.

Le manque de temps est un facteur de stress psychologique et nous avons tendance à aller de plus en plus vite. Le matin, on mange en vitesse pour attraper l'autobus ou pour partir assez tôt afin d'éviter l'heure de pointe. On travaille en accéléré pour être productif ou pour atteindre une bonne performance. On quitte le travail à vive allure pour respecter un rendez-vous ou pour assumer les obligations familiales. Tard en soirée, une fois assis confortablement dans son salon, on écoute le bulletin de nouvelles qui défile les nombreux événements de la journée. Épuisé, on se couche aussitôt pour tenter de récupérer afin d'affronter une autre journée qui arrive toujours trop vite.

SOLUTION : LA SIMPLICITÉ

Ce que l'homme, dans sa grande créativité, a rendu complexe risque parfois de se retourner contre lui : la roue qui facilite les déplacements devient source de vitesse, de bruit et de pollution ; l'appareil qui servait à communiquer rapidement est devenu un envahisseur (téléphone cellulaire, télécopieur, Internet) ; le délicieux fruit fermenté mécaniquement devient un alcool dangereux. Nous voici alors devant une source de stress moderne aux effets dévastateurs.

La nature ne pollue pas par elle-même. Même si le progrès technologique a grandement amélioré la qualité de vie et facilité la communication, certains excès deviennent une menace potentielle. C'est la démesure, l'appât du gain et la recherche du pouvoir qui incitent parfois certains individus ou groupes d'individus à devenir inconscients des dangers pour la santé et la vitalité de la population.

Par contre, ce sera par le biais de changements individuels que la qualité de vie pourra retrouver sa place dans notre quotidien. Nous avons la chance de vivre à une époque où la créativité peut s'associer à la technologie pour apporter des améliorations. De plus, en tant que consommateurs, nous avons le pouvoir de provoquer des changements. Le choix de la simplicité est souvent bénéfique pour soi et pour la collectivité.

La simplicité volontaire

Parmi les choix individuels, il existe un nouveau paradigme qui se nomme *simplicité volontaire,* dont la philosophie est de simplifier la vie en éliminant le superflu pour mieux se concentrer sur l'essentiel.

La simplicité volontaire est un mode de pensée qui a émergé aux États-Unis en 1983. Au Québec, Serge Mongeau, médecin écologiste, l'a fait connaître avec son livre : *La simplicité volontaire, plus que jamais*[1].

Les adeptes de la simplicité volontaire décident de simplifier leur existence pour favoriser une plus grande qualité de vie. Ils font ces choix pour diverses raisons qui vont du désir de mettre fin à la surconsommation jusqu'à la solidarité sociale, en passant par le besoin d'assainir leur vie.

La simplicité volontaire est un mode de vie qui vise la suffisance plutôt que l'abondance, celle-ci étant parfois source de plusieurs maux. *Manger trop* peut rendre malade, *consommer trop* peut ruiner et *utiliser trop* peut contaminer.

Dans l'optique de simplifier le nettoyage, il existe des produits non polluants servant à maintenir notre environnement propre. Pour le nettoyage de la maison, quelques ingrédients sûrs et simples tels que le savon,

---

1. Mongeau, Serge, *La simplicité volontaire, plus que jamais,* Montréal, Écosociété, 1998.

l'eau, le bicarbonate de soude, le vinaigre, la soude cristallisée (carbonate de sodium), le jus de citron et le borax peuvent régler la plupart des besoins de nettoyage tout en faisant économiser.

La technique la plus simple et la plus efficace pour purifier l'air intérieur est d'ouvrir toutes grandes les fenêtres pendant 30 minutes ou plus afin de permettre une aération naturelle. En hiver, l'air intérieur, devenu trop sec à cause du chauffage électrique, bénéficie grandement d'une aération de quelques minutes. Pour changer les odeurs, des blocs de cèdre ou des sachets de fleurs ou d'herbes sèches fournissent des parfums agréables. Notre créativité peut s'en donner à cœur joie pour trouver d'autres solutions naturelles.

Maintenant que l'environnement se dépollue par de petits gestes simples, voyons comment l'environnement à l'intérieur du corps peut atteindre ce même objectif.

S'alimenter simplement

La vie est issue de la vie. Les aliments vivants sont générateurs de vitalité. Cela veut tout simplement dire que la bonne alimentation est constituée d'aliments qui sont en vie.

Les aliments qui poussent dans la nature sont les fruits, les légumes, les céréales, les noix et les graines. Tout le reste est mort, malgré les apparences attrayantes, les slogans publicitaires et les propagandes alarmistes sur les possibilités de carences alimentaires dues aux sols appauvris. Oui, les carences alimentaires existent bel et bien, mais proviennent davantage d'une alimentation presque exclusive en *aliments morts* et très pauvre en *aliments vivants*.

Le corps a besoin de nutriments que la nature fournit en abondance. Si nous avons une alimentation variée en végétaux, nous n'avons pas besoin de nous inquiéter. De plus, sachons que notre corps fait des réserves pour un certain temps. À titre d'exemple, le foie emmagasine des réserves de vitamine D pour quelques mois et de vitamine A pour environ deux ans.

Idéalement, la qualité de l'aliment vivant doit être prise en considération. C'est pourquoi les aliments de culture biologique sont supérieurs aux autres. Les producteurs de cultures biologiques utilisent un compost naturel et des insecticides d'origine végétale pour faire pousser les céréales, les fruits et les légumes. Aucun pesticide, herbicide chimique ou fertilisant de synthèse n'est employé et les semences ne sont pas issues d'organismes génétiquement modifiés (OGM). La terre doit avoir été exempte de produits chimiques pendant une période d'au moins trois ans avant de pouvoir être certifiée biologique.

Le prix des aliments biologiques étant plus élevé, on hésite parfois à investir dans ces achats. Cependant, si on additionne le prix d'un légume à bas prix à celui d'un supplément alimentaire qui est censé compenser la baisse de qualité, le total est supérieur au simple achat du légume biologique, dont la qualité et le goût sont certainement meilleurs.

Lorsqu'on parle de qualité, on doit mentionner que le type de culture joue un grand rôle. Les méthodes permettant d'obtenir des produits de qualité et de respecter l'environnement sont appelées « cultures biologiques ».

Plus il y aura de consommateurs désireux de se procurer des aliments biologiques, plus les prix seront à la baisse. Il existe aussi des coopératives qui livrent les produits frais cueillis, soit dans des points de chute ou à domicile. Cela représente une économie de temps et d'énergie.

Une fois que nous optons pour des aliments vivants, il faut les aider à conserver leurs nutriments en évitant de les couper et de les cuire. Les vitamines et les enzymes sont ainsi préservés et aideront à régénérer notre corps physique.

Bouger en toute simplicité

Pour diminuer les dommages des agents toxiques dans notre organisme, nous devons faire appel à notre système de défense naturelle, le système immunitaire. Le corps possède son propre système de surveillance des envahisseurs. Les intrus potentiels sont les bactéries, les virus, les parasites, les champignons et tous les produits toxiques. Notre sécurité interne est donc prise en charge par le système immunitaire.

Le système immunitaire est composé entre autres des globules blancs, les lymphocytes qui attaquent toute forme d'agents pathogènes. Les lymphocytes voyagent partout dans notre corps grâce à la lymphe et aux ganglions lymphatiques. La lymphe est un liquide qui circule entre les cellules.

La lymphe n'est pas pompée comme le sang. Elle avance grâce à la compression des vaisseaux lymphatiques assurée par les muscles qui les entourent. Lorsque les muscles sont actifs, ils facilitent la circulation de la lymphe qui, à son tour, stimule les défenses du corps.

Une des activités physiques qui aident grandement à la circulation de la lymphe est le saut sur place. Le changement d'altitude et les mouvements répétés stimulent le système immunitaire. Les enfants ont le réflexe naturel d'exécuter ce mouvement en sautillant ou en sautant sur tout ce qui rebondit (lit, sofa, trampoline). Ils aiment jouer à la corde à sauter, aux élastiques, à la marelle, etc.

Pour nous, les adultes, une façon d'activer notre système lymphatique est de bouger activement : la marche rapide avec quelques sautillements si le cœur nous en dit, l'utilisation de la corde à sauter comme les boxeurs le font lors de leur entraînement régulier ou des sauts sur trampoline, un engin de gymnastique de plus en plus en vogue pour l'exercice physique.

Il existe au moins deux variétés de trampoline, le modèle individuel pour la maison et le modèle grand format pour l'extérieur ou un grand espace comme un gymnase. Le petit modèle, qui coûte peu et qui se range facilement dans un placard après usage, est un véritable outil de santé. Une période de sauts de 10 à 20 minutes tous les deux jours, auxquels on ajoute quelques exercices de musculation et d'étirements donnent du plaisir à court terme et des résultats fantastiques à long terme.

Pour les personnes qui ont peu de temps à consacrer à l'entraînement physique ou qui détestent s'exercer à l'extérieur, les mouvements sur trampoline représentent un exercice idéal. Pas besoin de s'abonner à un centre de conditionnement physique pour être en forme, il suffit de l'installer devant la fenêtre ou le téléviseur et de s'amuser à sauter. Des mouvements de bras écartés, de taille en rotation, de genoux élevés apportent un effort musculaire en plus de stimuler la circulation de la lymphe. Les personnes plus entreprenantes peuvent ajouter des poids aux poignets et aux chevilles pour amplifier le travail des muscles.

De façon encore plus simple, la traditionnelle marche rapide, qu'on agrémente de quelques pas de jogging, demeure un moyen efficace de prendre l'air, d'activer nos muscles et notre système lymphatique. Les exercices physiques réguliers jumelés à une alimentation saine représentent un dépôt d'énergie constant dans notre banque énergétique.

Vivre dans un environnement propre, bien s'alimenter et jouir d'un bon système de défense interne coûtent moins cher que de s'empoisonner à petit feu avec des produits et des aliments raffinés. Le stress physique peut donc être pris en charge par des choix simples qui font appel au bon sens. Rappelons-nous que la santé est notre héritage à la naissance. Plus nous revenons à la base, donc au naturel, plus notre vitalité augmente.

Témoignage personnel

Pour moi qui n'aime pas cuisiner, mais qui adore manger, la simplicité alimentaire me convient parfaitement. Chez moi, je me nourris presque exclusivement d'aliments vivants dont la préparation nécessite très peu d'effort.

Les repas plus élaborés, je les consomme généralement au restaurant ou quand je suis invitée. Ces moments de plaisirs gustatifs sont vécus sans les préoccupations de la valeur nutritive des aliments car ils font partie des moments de délinquance alimentaire que je m'accorde occasionnellement.

Il y a plusieurs années, j'ai eu le bonheur de découvrir les plaisirs de l'exercice sur trampoline. En plus de m'amuser à sauter comme une enfant, j'en profite pour pratiquer les mouvements appris au cours de mes entraînements de karaté. J'attache des poids à mes poignets et à mes chevilles afin de favoriser un travail de musculation plus intense. De façon régulière, la marche rapide demeure mon exercice favori à cause de la liberté d'action qu'elle procure : à toute heure et n'importe où, seule ou en bonne compagnie.

BANQUE ÉNERGÉTIQUE

Pour maintenir un bilan positif dans notre compte énergétique, il est préférable de diminuer les actions dans la colonne des retraits, d'augmenter celles dans la colonne des dépôts et d'oser un investissement à long terme.

Retraits

- Maintenir un niveau de stress élevé
- Vivre dans une maison polluée par les produits toxiques
- Dormir dans une chambre encombrée d'appareils électroniques
- Manger des aliments morts (raffinés, transformés, chimifiés)
- Boire des boissons commerciales (sucrées, gazéifiées, colorées)

Dépôts

- Marcher à l'air pur
- Boire suffisamment d'eau
- Manger des aliments vivants
- Aérer régulièrement toutes les pièces de la maison
- Faire quelques sauts pour activer le système immunitaire

Investissement à long terme

- Simplifier tout : environnement, nettoyage, alimentation et exercice

Chapitre 2

Les aliments énergisants

Afin de mieux comprendre les conséquences de nos choix, voyons les trois sources d'énergie qui nous permettent de rester en vie : les aliments, l'air et le sommeil. L'alimentation constitue une zone dans laquelle nos décisions seront déterminantes.

Nous devons ingérer des aliments régulièrement, car notre corps ne peut créer de l'énergie par lui-même. Il doit s'approvisionner en énergie à partir des aliments qu'il absorbe.

Notre organisme a besoin de matériaux pour se construire. Les os, la peau, les organes et les tissus sont constitués de substances très précises, dont les protéines, les graisses et les sucres, les vitamines et les minéraux. La nourriture agit alors sur notre organisme en lui fournissant les matériaux nécessaires à la reconstruction de ses cellules de même que l'énergie pour effectuer les tâches importantes.

Même si nous cessons de grandir à l'âge adulte, des milliers de cellules meurent et de nouvelles se reconstruisent pour les remplacer, chaque jour. La dynamique corporelle est en perpétuelle transformation, au point où les scientifiques ont évalué que, chaque année, 98 % de notre corps est constitué de cellules neuves. À titre d'exemple, la muqueuse interne de l'estomac se renouvelle toutes les semaines, la peau tous les mois et les os, tous les trois mois.

Les rôles de l'alimentation

Les aliments se composent de plusieurs substances complexes, dont les protéines, les lipides (graisses), les glucides (sucres), les vitamines et les minéraux. Ils contiennent aussi de l'eau, des matières non assimilables et des substances toxiques. Par exemple, certains champignons sont des poisons mortels, alors que d'autres sont un pur délice ; la feuille de tabac contient tous les éléments nutritifs nécessaires à la bonne alimentation, mais contient aussi de la nicotine, un poison mortel si elle est ingérée en salade.

Afin de mieux comprendre le rôle de l'alimentation, voyons d'abord chacune des composantes nutritives et leurs rôles respectifs.

Les protéines

La digestion complète des protéines produit des composés simples, assimilables par le sang et les tissus de l'organisme, ce sont les acides aminés. L'organisme ne peut assimiler la protéine telle quelle. Une fois les protéines fractionnées en acides aminés, ceux-ci se recombinent pour former de nouvelles protéines dans le but de construire des cellules neuves.

Il y a deux sortes de protéines : les protéines végétales et les protéines animales. Les principales sources végétales de protéines sont les céréales complètes, les légumineuses, les graines et les noix. Les sources animales sont la viande, les œufs, le lait, le fromage et le poisson.

Les céréales sont des sources importantes de minéraux, de vitamines et d'hydrates de carbone qui se transforment ensuite en glucose, le combustible qui donne de l'énergie et de l'endurance à l'organisme. Parmi les nombreuses céréales que l'on peut consommer sous forme de flocons, de pain, de potage ou d'accompagnement, il y a le blé, le maïs, le millet, le sarrasin, le seigle, le quinoa, l'avoine et le riz. L'épeautre et le kamut sont des variétés très anciennes de blé qui font d'excellents pains.

Les légumineuses contiennent des protéines, des hydrates de carbone, peu de gras, des minéraux dont le calcium, le phosphore et le fer, et des vitamines, surtout celles du groupe B. Elles aident à diminuer le taux de cholestérol sanguin. Les légumineuses sont regroupées en trois variétés : les haricots (fèves blanches, fèves rouges, fèves noires, fèves mung, fèves soya, fèves de Lima, flageolets), les pois (pois verts, pois chiches) et les lentilles (brunes, vertes). Il en existe plus de 12 000 espèces à travers le monde.

Les noix sont des sources importantes de protéines de haute qualité et possèdent autant d'acides aminés que les viandes. Elles sont riches en amidon et en sucres, en sels minéraux et en vitamines. Elles possèdent de bonnes graisses prêtes à passer directement dans le système sanguin. Leurs variétés permettent un choix selon nos goûts : amande, noix de Grenoble, pacane, noix de cajou, noix du Brésil, noix de coco, pistache, arachide, châtaigne. Un détail important à retenir : il faut bien les mastiquer pour bien les digérer. Il est recommandé de les acheter en écales afin de s'assurer d'une qualité supérieure.

Les graines constituent une excellente source de protéines. Elles ne sont pas réservées aux oiseaux car elles possèdent des propriétés qui devraient nous inciter à les placer parmi nos aliments clés. Les plus connues sont les graines de tournesol, de citrouille et de sésame. Par contre, parmi les moins connues, nous retrouvons les graines d'aneth, d'anis, de melon, de pavot, de carvi et de coriandre. La valeur en protéines des graines diffère énormément de l'une à l'autre. Certaines graines contiennent de 18 à 25 g de protéines pour 100 g, soit l'équivalent d'une portion égale de bœuf haché maigre.

Les protéines sont nécessaires au développement de tous les tissus, dont les cheveux et les muscles, de même qu'à la formation des anticorps, des hormones, des enzymes et de tous les composés du sang dont l'hémoglobine.

Les graisses (lipides)

Même si le corps peut fabriquer la plupart de ses graisses avec les hydrates de carbone et les protéines, il semble qu'il ne puisse fabriquer seul certains acides gras essentiels à une santé optimale. Les graisses sont donc nécessaires.

Les lipides sont des substances d'origine végétale ou animale. Ils proviennent des graisses contenues dans les huiles, les noix, la margarine, les œufs, la viande, les poissons et les produits laitiers (lait, crème et beurre). Le cholestérol est une graisse dont l'organisme a besoin pour certaines fonctions essentielles, dont la fabrication des parois cellulaires et des gaines nerveuses, de même que la synthèse des hormones.

Les sources de graisses les plus importantes dans l'alimentation, après les aliments frits, sont les viandes, les volailles et les produits laitiers. Ce sont des graisses saturées très dommageables pour la santé à cause des dépôts qu'elles laissent dans les vaisseaux sanguins. Ces dépôts engendrent la plupart des maladies dites de civilisation : hypertension artérielle, maladies cardiaques et accidents vasculaires cérébraux (AVC).

Les meilleures sources de graisses sont les noix, suivies des huiles végétales de première pression à froid. Cette méthode de production de l'huile qui n'utilise pas la chaleur élevée, d'où l'expression *pression à froid*, préserve les vitamines, offrant ainsi une qualité supérieure aux huiles raffinées. Les plus connues sont l'huile d'olive, de tournesol, de sésame, de canola, de soja, d'arachide, de carthame et de lin.

Méfions-nous des huiles hydrogénées qui sont des acides gras trans et qui agissent de la même manière que les acides gras saturés sur le mécanisme du développement des maladies dues à l'augmentation du mauvais cholestérol. De nos jours, les huiles hydrogénées et les acides gras trans sont de plus en plus présents dans plusieurs produits transformés : croustilles, chocolats commerciaux, bonbons et pâtisseries. Certains aliments prétendument « santé », tels plusieurs types de céréales et les barres de céréales, le beurre d'arachide, la margarine et même les plats congelés prêts à servir en contiennent aussi.

Les sucres (glucides)

Les glucides ou hydrates de carbone proviennent des amidons et des sucres naturels. Le sucre sert de carburant, il est l'élément qui fournit l'énergie. La digestion du sucre libère des calories dont notre corps a besoin pour fonctionner. Les sucres fournissent le glucose nécessaire à l'énergie physique et cérébrale, car le cerveau est un grand consommateur de glucose.

Les glucides se retrouvent dans divers aliments : céréales, riz, féculents, légumes, fruits, sucre de table, alcool, chocolat, etc. Il existe donc des bons sucres et des mauvais sucres.

Les mauvais sucres, ceux qui augmentent trop rapidement le taux de glucose dans le sang et qui forcent ainsi le pancréas à fournir beaucoup d'insuline, sont le sucre blanc, la cassonade, la mélasse, le caramel, le sirop de maïs et tous les sucres raffinés ou chimiques. L'industrie alimentaire a mis sur le marché des édulcorants synthétiques pour ajouter un goût sucré. La saccharine, les cyclamates et l'aspartame font partie de la famille des édulcorants qui sont considérés comme des additifs alimentaires.

Les bons sucres proviennent des aliments entiers, notamment des fruits, des légumes et des céréales complètes.

Les vitamines

Les vitamines sont des substances dont se sert l'organisme pour assimiler ou utiliser les aliments. Une carence en vitamines crée un retard de croissance chez l'enfant, une détérioration du squelette adulte et un mauvais fonctionnement de l'organisme en général.

Les meilleures sources de vitamines sont les aliments vivants, dont les fruits et les légumes de même que les graines et les noix. Il est préférable de les consommer crus afin de préserver le plus de vitamines et d'enzymes, car la cuisson les détruit en partie ou complètement.

L'apport quotidien de vitamines dans notre alimentation représente un dépôt important dans notre banque énergétique.

Les minéraux

De nombreux minéraux entrent dans la fabrication des cellules du corps : calcium, sodium, potassium, phosphore, soufre, magnésium, fer, iode, zinc, etc. Ils sont nécessaires pour la constitution de divers tissus dont les os et les dents (calcium et phosphore), le sang (fer) et la cicatrisation de la peau (zinc). Les minéraux aident au maintien de l'alcalinité du corps. Un corps trop acide se dévitalise rapidement.

Les principales sources naturelles de minéraux sont les légumes verts, les fruits et les noix. Même si le lait en contient aussi, la chaleur de la pasteurisation les détruit presque entièrement.

Le corps physique est une merveille. À partir de l'union d'un ovule et d'un spermatozoïde, il devient un organisme complexe qui grandit par lui-même, et cela, sans mode d'emploi. Cependant, nous devons admettre que le génie de la vie prend parfois des allures de survie. Au lieu d'être débordant d'énergie comme un jeune enfant qui s'éveille le matin le sourire aux lèvres et plein d'entrain, nous sortons péniblement du lit, le corps engourdi, les muscles raides, les yeux bouffis, le teint pâle, le tout accompagné d'une haleine fétide. Plus tard dans la journée, ce sont les aigreurs d'estomac, les migraines, le ventre gonflé, la constipation et les nombreux coups de pompe, surtout après un repas. Avant d'aller dormir, d'autres malaises font surface : les ballonnements, parfois la nausée et trop souvent l'insomnie. Vivre est presque devenu un supplice. La vie se transforme en cauchemar.

Que s'est-il passé pour que nous en soyons arrivés là ? Nous avons mangé et dépensé de l'énergie comme le jeune enfant et nous voilà semblables à des vieillards maladifs. Heureusement, les sciences, dont celles de la biologie et de la nutrition, ont maintenant des réponses. Ces réponses parfois surprenantes nous ramènent à la physiologie et à ses lois de base, dont l'hygiène de vie.

Il n'est pas suffisant de savoir qu'une alimentation complète est nécessaire pour jouir d'une santé optimale. Il n'est pas suffisant de connaître les éléments essentiels à une bonne nutrition. Il n'est pas suffisant de comprendre le rôle des aliments dans le développement de la vie. Il faut connaître la gestion énergétique de ces aliments.

Nuisance ou renaissance

La gestion énergétique de la nourriture pourrait se résumer à l'art d'utiliser les bons aliments au bon moment et dans les bonnes proportions. Cela concerne nos choix alimentaires.

Même si l'aliment a pour but de nous maintenir en vie, il arrive trop souvent que, sans le savoir, nous adoptions des habitudes alimentaires néfastes. Par ignorance, nous faisons des choix qui nuisent à notre santé. Heureusement qu'à partir de l'information juste, les choix alimentaires peuvent devenir une affaire de conscience et de bon sens. L'intuition joue aussi un rôle capital. En étant à l'écoute de nos goûts personnels dictés par l'intuition, il est possible de savoir ce dont notre corps a besoin dans le moment présent. Instinctivement, nous sommes alors attirés par certains aliments nutritifs plus que par d'autres.

Les dernières données concernant le pourcentage d'ingestion des catégories d'aliments apportent un éclairage nouveau sur les habitudes saines à entretenir. La base d'une alimentation convenable doit comprendre 70 % de fruits et légumes et 30 % de protéines et féculents. Nos choix alimentaires en quantité et en qualité seront ainsi une nuisance ou une régénération pour notre corps.

Les protéines : construire ou détruire

Notons d'abord que les protéines sont essentielles au bon maintien de la santé. Cependant, la quantité idéale demeure bien en dessous de ce que la croyance populaire laisse entendre. Les recherches tendent à démontrer un taux de plus en plus à la baisse variant entre 3 et 30 % selon le type de travail, intellectuel ou manuel. Une activité qui demande beaucoup d'efforts musculaires pourra exiger un apport plus grand. Pour la personne sédentaire, la consommation de protéines devrait se maintenir au minimum.

Si les protéines sont la base de l'alimentation, trop en consommer cause l'effet contraire. Le Dr Shelton écrit :

« Les anciennes normes d'alimentation riche en protéines sont maintenant désuètes... On a démontré que trop d'azote (principal ingrédient de la protéine) diminue la capacité de travail et qu'en général, l'accumulation de kinotoxine (produit de l'azote) dans les muscles conduit à la fatigue. Les hommes s'empoisonnent par abus de protéines. Plus que tout autre aliment, les protéines prises en trop grande quantité remplissent l'organisme de toxines[1]. » N'oublions pas que si la provenance principale de protéines est de source animale, les graisses qui accompagnent ces produits sont très dommageables pour le maintien d'une bonne santé.

Dans son livre *Se nourrir sans faire souffrir,* John Robbins avance que l'ostéoporose serait causée par un certain nombre de facteurs dont le plus important est l'excès de protéines alimentaires. « Plus on consomme de protéines, plus on perd de calcium. Les régimes riches en protéines, particulièrement des régimes à base de viandes, conduisent inexorablement à la diminution de la densité osseuse et au développement de l'ostéoporose[2]. » Perte de calcium implique destruction des structures, dont les os qui deviennent friables.

Si nous maintenons une alimentation variée et riche en végétaux (céréales complètes, légumineuses, noix et graines), nous pouvons obtenir suffisamment de protéines. En satisfaisant notre faim avec des aliments naturels et complets de toutes sortes, il est presque impossible de manquer de cet élément nutritif essentiel au renouvellement des cellules.

Les recherches actuelles démontrent que les protéines végétales sont supérieures aux protéines animales en termes de contenu nutritif. L'argument le plus important en

---

1. Shelton, Herbert M., *La voie hygiéniste,* Éditions du Roseau, 1985, p. 74.

2. Robbins, John, *Se nourrir sans faire souffrir,* Éditions Stanké, 1990, p. 220.

faveur des protéines végétales est d'abord l'absence de graisses saturées et la présence de fibres nécessaires au bon fonctionnement du système intestinal.

Les protéines animales sont très longues à digérer et exigent ainsi un surplus d'effort de la part de l'organisme. Si elles sont mal digérées à cause d'une mastication insuffisante et d'une trop grande quantité d'autres aliments, comme un plat de viande accompagné de pommes de terre et de pain, les résidus qui ne seront pas assimilés causeront une putréfaction dans l'intestin avec tous les malaises subséquents, dont les gaz et les ballonnements.

La supériorité des protéines végétales devient évidente lorsqu'on observe la longévité des peuples végétariens et leur faible taux de maladies dégénératives (troubles cardiaques, diabète et cancer). De plus, la majorité des viandes qui garnissent nos comptoirs d'alimentation contiennent des déchets toxiques (pesticides, antibiotiques et hormones).

Soyons donc vigilants dans le choix des protéines quant à la quantité (moins est préférable à trop) et à la qualité (végétale est supérieure à animale). À nous de choisir : construire ou détruire !

Les graisses : lubrifier ou obstruer

Elles sont nécessaires au maintien harmonieux de notre organisme. Tout comme un moteur a besoin d'huile pour fonctionner, le corps a aussi besoin de lubrification. Cependant, tout comme la densité de l'huile utilisée déterminera le degré de performance du moteur, les graisses ingérées détermineront le degré de performance de l'organisme. Un dépôt épais s'accumulera dans les conduits, c'est-à-dire les artères, et entravera le travail du sang.

Dans notre alimentation, il y a les bonnes et les mauvaises graisses. Le cholestérol à haute densité (HDL) est bon et le cholestérol à basse densité (LDL) est mauvais. Les graisses dites « saturées » sont solides à température ambiante et leur rigidité les classe dans les mauvaises. Les graisses dites « polyinsaturées » sont liquides à température ambiante et leur fluidité les classe dans les bonnes.

Le secret d'un corps performant est de maintenir un niveau le plus élevé possible de bonnes graisses et d'abaisser au maximum celui des mauvaises. Les viandes, les œufs et les produits laitiers contiennent les mauvaises graisses (saturées), alors que les noix et les huiles végétales contiennent des bonnes (graisses insaturées : mono ou polyinsaturées).

Parmi les acides gras polyinsaturés, il existe les oméga 3 et les oméga 6. Les huiles oméga 3 sont des graisses très fluides. Elles aident à garder les membranes cellulaires malléables et souples. En comparaison, les graisses animales, beaucoup plus épaisses, rendent les membranes rigides en plus de laisser des dépôts sur les parois internes des vaisseaux sanguins. Ces dépôts sont une des causes majeures des maladies cardiaques (athérosclérose), des problèmes d'hypertension et des accidents vasculaires cérébraux.

Les principales sources de gras oméga 3 sont les huiles : de lin, de canola et d'olive, de même que les huiles de poisson : saumon, sardine, thon, hareng et maquereau. Les sources de graisses oméga 6 sont l'huile de maïs et la majorité des huiles végétales hydrogénées que l'on retrouve dans la margarine, la mayonnaise et les aliments transformés et frits. Ces huiles hydrogénées sont très inférieures aux huiles de première pression.

Le cerveau, l'organe le plus gras de l'organisme, est constitué de 60 % de lipides. C'est lui qui souffre le plus des mauvaises graisses car il subit une inflammation de ses neurones. Dans son livre *Les aliments miracles pour votre cerveau,* Jean Carper insiste sur les dégâts exercés par les mauvaises graisses sur les cellules cérébrales, les neurones : « Les scientifiques soupçonnent maintenant qu'un faible degré d'inflammation chronique pourrait être à l'origine de nombreux dommages neurologiques, y compris la maladie d'Alzheimer[1]. »

Pour un moteur performant (cœur) et un ordinateur rapide (cerveau), choisissons le meilleur système de lubrification (les bonnes graisses). Une excellente habitude à entretenir est d'avoir dans son frigo différentes sortes d'huiles végétales de première pression et de varier leur usage selon le repas préparé. Pour éviter de détruire leurs vitamines, les ajouter aux mets chauds seulement au moment de servir.

Soyons vigilants quant à la qualité des graisses. Les graisses saturées laissent des dépôts qui endommagent tout le système sanguin. À nous de choisir : lubrifier ou obstruer !

Les sucres : énergiser ou épuiser

Le pain et les pâtes faits de farine raffinée, les biscottes, les croustilles, les gâteaux, les pâtisseries et les friandises font partie de notre alimentation quotidienne. Un délice pour les papilles gustatives, mais une menace constante pour notre santé. Ces denrées sont d'ailleurs très tentantes, car elles sont généreusement étalées sur nos rayons d'épicerie.

Un régime alimentaire composé principalement d'hydrates de carbone à indice glycémique élevé, c'est-à-dire de mauvais sucres, augmente les risques de diabète. Ces glucides qui font augmenter le taux de sucre dans le sang trop rapidement exigent du pancréas de grandes quantités d'insuline. Cette demande régulière et exigeante finit par épuiser le pancréas, qui décide un beau matin de cesser de travailler comme un esclave. Il

---

1. Carper, Jean, *Les aliments miracles pour votre cerveau*, Les Éditions de l'Homme, 2001.

fait alors la grève pendant quelque temps (diabète de type 2) puis, si on continue d'exiger de lui de travailler comme un forcené, il démissionne pour de bon (diabète insulinodépendant).

Les étapes d'épuisement du pancréas passent par la résistance insulinique (prédiabète), puis le diabète, en plus de favoriser l'apparition des troubles cardiaques. Il faut donc privilégier les bons sucres, ceux qui entrent dans le système sanguin de façon lente. L'arrivée progressive de bons sucres permet d'éviter des hausses rapides de glycémie. Une autre variante des problèmes de santé dus aux mauvais sucres est l'hypoglycémie avec tout son cortège de malaises, dont les baisses fréquentes d'énergie si incommodantes.

Les bons sucres se retrouvent dans les aliments vivants : fruits, légumes, légumineuses, céréales complètes, graines et noix. Les mauvais sucres proviennent des féculents (pommes de terre blanches et riz), des céréales transformées (céréales commerciales), des farines raffinées (pains, pâtes alimentaires et biscottes), des friandises, des boissons sucrées et des pâtisseries. Ils sont aussi camouflés dans plusieurs produits commerciaux, comme les marinades, le ketchup, les céréales pour le petit déjeuner, les barres de céréales et les jus commerciaux.

Pour éviter que le moteur ne connaisse des ratés, choisissons le bon carburant, celui qui donne de l'énergie de façon constante. À nous de choisir : énergiser ou épuiser !

Les vitamines : naturelles ou synthétiques

Avec les nouvelles découvertes sur la physiologie du corps et les composantes biochimiques de notre organisme, l'accent est mis sur les éléments nutritifs et leurs composés. On sait aussi que certains végétaux sont de moindre qualité à cause des sols appauvris par les grandes cultures et des arrosages exagérés de produits chimiques de plus en plus nocifs pour la santé.

Cette abondance d'information est à la fois excitante et inquiétante. L'excitation provient des découvertes incessantes qui désignent précisément les causes des carences alimentaires et leurs effets sur la santé. L'inquiétude découle de la perte de qualité de certains aliments due aux conditions qui se dégradent dans leur production : présence de pesticides et d'engrais chimiques, manipulation des gènes (OGM) et irradiation. À cause de ces facteurs alarmants, on se lance à corps perdu dans l'achat de compléments ou de suppléments alimentaires dans l'espoir de compenser la perte de qualité.

Une fois devant le comptoir de produits naturels (en fait il y a davantage de produits synthétiques que naturels), nous sommes assaillis par l'abondance de produits aux noms compliqués (chimie oblige) et aux vertus magiques (marketing oblige). À moins d'être un nutritionniste ou un biochimiste, on s'y perd un peu. Le désir sincère d'une bonne santé est mis à rude épreuve. Quel produit choisir : une vitamine ou un complexe de vitamines ? Quelle marque favoriser : la plus connue ou la plus chère ? À quel moment prendre ces suppléments : avant ou après les repas ?

La réponse à tous ces dilemmes comporte deux aspects. Le premier exige de la vigilance, car des erreurs peuvent être très dommageables pour notre santé. Si on se fie uniquement à nos connaissances rudimentaires en physiologie, biochimie et naturopathie, les risques sont malheureusement élevés, car on dénonce de plus en plus des cas d'intoxication aux suppléments alimentaires. Le mauvais dosage et les erreurs de combinaisons en sont généralement la cause. Tout élément pris en surdose se transforme en poison potentiel. Certaines vitamines en bouteille deviennent cancérigènes lorsqu'elles sont prises en grande quantité. Le Dr Shelton nous met d'ailleurs en garde contre l'utilisation abusive de vitamines synthétiques : « Les vitamines synthétiques sont des produits pharmaceutiques, non des vitamines. Elles sont inutilisables et, par conséquent toxiques[1]. »

Sans être trop extrémiste, précisons que certains compléments permettent de rééquilibrer des carences générées par une mauvaise alimentation, alors que d'autres effets bénéfiques des suppléments alimentaires peuvent être dus à l'effet placebo. Un placebo est une pilule ou un traitement qui, tout en ayant l'apparence d'un vrai médicament, n'est composé que d'un élément neutre (exemple : pilule de sucre). Le patient le reçoit comme s'il s'agissait d'un médicament authentique et puissant. La réaction du patient qui guérit confirme le pouvoir de la pensée sur la physiologie. L'effet placebo qui déclenche les mécanismes de transformation du corps est en quelque sorte une permission que l'esprit se donne pour provoquer une réaction attendue.

L'important est de savoir que la prise de suppléments ne devrait jamais remplacer une alimentation à base d'aliments vivants. Les suppléments peuvent temporairement pallier une carence relevée par un spécialiste, mais ne doivent jamais remplacer l'ingestion régulière de fruits, de légumes, de céréales complètes et de noix.

Le deuxième aspect du dilemme concernant le choix des suppléments alimentaires fait appel au bon sens. Prenons l'exemple du fonctionnement d'une voiture. Parmi ses nombreuses constituantes, on retrouve un moteur, une batterie, une pompe à essence, un alternateur, un démarreur, des bougies d'allumage, des pistons et du câblage électrique. Ce qui permet à la voiture de fonctionner, c'est l'ensemble de ces éléments correctement branchés et bien entretenus. Si on veut augmenter sa performance, il suffit d'augmenter la puissance de

---

1. Shelton, Herbert M., *La voie hygiéniste,* Éditions du Roseau, 1985, p. 38.

l'ensemble et non d'y ajouter des pièces séparées comme 2 batteries, 3 pompes à essence, 7 alternateurs, 10 démarreurs, 100 bougies d'allumage, 50 pistons et quelques kilomètres de câblage électrique supplémentaires. Une telle opération ne ferait qu'alourdir la voiture et semer la confusion dans le système électronique qui gère l'ensemble.

À certains points de vue, un aliment est semblable à une voiture. Il est complet et remplit sa fonction parce que tous les constituants sont présents en même temps (minéraux, vitamines, enzymes et fibres). Pour nous assurer une santé optimale, nous n'avons pas nécessairement besoin de suppléments alimentaires isolés comme des capsules de vitamine C, des ampoules de fer, des comprimés de calcium. Ces nutriments ingérés sans leur environnement naturel (l'aliment complet) sont comme une deuxième pièce d'automobile. Deux alternateurs et trois démarreurs n'augmentent pas la performance de la voiture même si chacun est essentiel à son bon fonctionnement.

Tout comme la voiture, l'aliment va nourrir adéquatement le corps si l'ensemble de ses constituants est présent. La nature a toujours pourvu à la santé de l'humain grâce aux aliments vivants, pour autant qu'ils sont variés et de bonne qualité. Par exemple, la construction de l'émail des dents nécessite du calcium qui, à son tour, a besoin d'une réserve de phosphore pour être assimilé en plus des vitamines C et D. L'apport de l'un sans les autres est une pure perte et sera éliminé naturellement. L'aliment contient un ensemble de nutriments qui travaillent en synergie les uns avec les autres. Les compléments sont isolés et génèrent beaucoup de gaspillage : gaspillage d'argent lorsqu'on achète, généralement à prix élevé, certains suppléments alimentaires ; et gaspillage d'énergie, car l'organisme doit fournir un effort additionnel pour éliminer la substance inutilisable dans sa forme isolée, chimifiée et trop souvent mal dosée.

En conclusion, l'énergie ne se trouve pas en capsule, en ampoule ou en bouteille. L'énergie est dans la nature. Celle-ci fournit gratuitement tous les éléments essentiels (protéines, vitamines et minéraux) au maintien de la vie. La vitalité provient d'une source elle-même débordante de vitalité !

La qualité : aliments cuits ou crus

Puisque ce sont dans les aliments vivants que les nutriments assimilables se trouvent, on doit aussi s'assurer que ces mêmes aliments offrent les conditions idéales pour préserver leur valeur nutritive. Tout comme la voiture performante a besoin d'un bon entretien, nos aliments ont aussi besoin de soins particuliers.

Les vitamines sont d'une grande sensibilité, il faut les traiter avec délicatesse. Cette fragilité provient des substances instables qui les composent. Les vitamines sont facilement détruites par l'air et la chaleur. Dès qu'elles sont exposées à l'oxygène de l'air, elles s'oxydent et deviennent ainsi inefficaces. Il est donc préférable de consommer les aliments entiers (ni pelés ni tranchés) et crus. Plus on coupe le fruit ou le légume, plus il est exposé à l'air qui détruit ainsi ses précieuses vitamines. Une pomme dont on a enlevé la pelure brunit rapidement, preuve de l'oxydation du fer (rouille).

Les minéraux, plus résistants, sont par contre de grands émotifs. Ils ont besoin de leurs consœurs les vitamines pour être assimilés. Certains minéraux vendus sous forme de suppléments sont inorganiques (extraits des minerais), donc non assimilables. Le corps physique a besoin de minéraux organiques (extraits des plantes). Ceux-ci sont présents en abondance dans les végétaux (fruits, légumes, noix et graines).

La cuisson tue une grande partie des minéraux et des vitamines par dissolution dans l'eau qui a servi à leur cuisson, évaporation de certains nutriments et altération des molécules à haute température. Les méthodes habituelles de cuisson diminuent d'au moins un tiers la valeur nutritive de l'aliment. À haute température, les vitamines et les enzymes sont détruits et les minéraux sont presque tous éliminés.

Si l'on doit cuire un aliment vivant, on lui conserve une certaine consistance. Un moindre mal est la cuisson à la vapeur sur un feu très doux. Dès que la température de cuisson s'élève trop, les nutriments sont soit endommagés soit complètement détruits. L'utilisation des micro-ondes n'est pas recommandée. Dans le processus de cuisson, le secret est de faire mijoter à feu doux.

Contrairement aux légumes qui se mangent avec n'importe quel aliment, les protéines et les féculents sont exclusifs. Ils exigent un environnement unique pour leur digestion réciproque (estomac acide pour les protéines et estomac alcalin pour les féculents). Ces deux éléments sont donc pointilleux et ne font pas bon ménage l'un avec l'autre : pas de féculents avec les protéines dans un même repas. Seuls les légumes leur plaisent, car ces derniers s'adaptent à n'importe quel type de digestion (estomac acide ou alcalin).

Les fruits, quant à eux, sont encore plus indépendants et même solitaires. Ils se mangent seuls et exigent un estomac vide à leur arrivée. Cette condition est nécessaire, car ils passent rapidement dans l'estomac (sauf la banane qui prend son temps) et se dirigent directement dans l'intestin grêle (petit intestin) pour être assimilés le plus tôt possible. Cette rapidité d'assimilation est la raison pour laquelle nous sommes vite énergisés après avoir mangé un fruit frais, si, bien sûr, l'estomac n'était pas occupé à transformer d'autres aliments.

Lorsqu'on parle de qualité, on doit mentionner que le type de culture joue un grand rôle. Les méthodes qui produisent des produits de qualité et qui respectent ainsi l'environnement sont appelées cultures biologiques. Malgré un coût d'achat plus élevé, les cultures biologiques sont une solution de rechange sûre pour la vitalité. À long terme nous y gagnons, car les soins de santé seront moins élevés.

La quantité : abondance ou variété

Les vitamines et les minéraux sont nécessaires au fonctionnement de notre organisme. Si nous avons une alimentation variée, nous sommes assurés d'avoir tous les nutriments essentiels à notre bien-être.

Une façon de maintenir une alimentation saine sans avoir à étudier les rudiments de la nutrition, est de choisir le maximum de couleurs (vert, jaune, violet et rouge) et de saveurs (sucrée, acide, aigre et amère) parmi les aliments consommés. Privilégier aussi les petits fruits foncés et les légumes verts. Pour les fèves et les noix, il faut varier les teintes et les grosseurs.

Nos goûts individuels sont aussi importants pour guider nos choix, car notre instinct sait parfaitement quels sont les aliments bons pour nous. Chaque personne métabolise différemment chaque aliment en fonction de son bagage héréditaire, de sa dépense d'énergie et de l'état de son organisme (acide ou alcalin).

En plus de leur qualité optimale, les nutriments puisés à même l'aliment vivant sont totalement assimilables. Il n'y a alors pas de gaspillage, car les autres éléments présents se combinent entre eux pour faciliter un maximum d'absorption. Contrairement aux vitamines synthétiques et aux minéraux chimiques qui sont souvent peu ou pas assimilables, les vitamines et les minéraux puisés à même l'aliment sont protégés de l'oxydation (exposition à l'air qui détruit les éléments utiles). À titre d'exemple, il est préférable de manger une orange en quartiers que de la presser en jus, car en quelques minutes la vitamine C sera détruite par l'air. Le même principe s'applique au pamplemousse.

Les repas : synergie ou sabotage

Le niveau de vitalité dépend directement de la performance du système digestif. Notre estomac est-il un simple broyeur qui reçoit n'importe quoi, n'importe quand ? Non. L'estomac est un laboratoire hautement sophistiqué qui transforme judicieusement la nourriture en énergie. Par exemple, les protéines ont besoin d'un milieu acide pour être digérées, les féculents exigent un milieu alcalin. De plus, tous les aliments ont besoin d'être mastiqués. Chaque bouchée devrait être liquéfiée avant de se rendre dans l'estomac. La mastication assure une prédigestion, défait les fibres et facilite le travail de l'estomac. Elle relève directement de notre volonté, ce qui veut dire que nous devons être attentifs à la texture de l'aliment pour nous assurer qu'il a atteint la forme liquide avant d'être avalé.

L'humain est le seul être vivant qui mélange ses aliments à l'heure des repas. Depuis que la science a fait des découvertes étonnantes sur la chimie du processus digestif, nous connaissons maintenant les combinaisons alimentaires les plus efficaces pour maintenir un haut niveau de rendement pour la digestion des aliments et l'assimilation des nutriments.

Reprenons les quatre groupes suivants : les protéines (noix, fromage, viande, poisson) et les féculents (farines, riz et pommes de terre), les fruits et les légumes, et voyons les combinaisons synergiques. Les couples ainsi formés assureront des mariages digestifs heureux.

Les protéines se transforment très lentement dans l'estomac avec l'aide d'un enzyme spécial (pepsine) qui s'active en milieu acide. Les protéines animales étant plus complexes, elles exigent un travail de transformation plus long que les protéines végétales.

Les féculents commencent leur transformation dans la bouche. Lors de la mastication, un enzyme présent dans la salive (amylase) débute le cycle de digestion.

L'amidon en provenance des féculents devenu maltose arrive dans l'estomac et grâce à un autre enzyme (maltase) devient du glucose. Ce glucose est maintenant assimilable par le sang.

Le fruit qui contient un sucre simple (fructose) n'a pas besoin d'un long travail de digestion, ce qui veut dire qu'il séjourne très peu longtemps dans l'estomac. Il est principalement digéré dans l'intestin grêle.

Les règles alimentaires à respecter pour faciliter la digestion sont les suivantes :

— les fruits se mangent seuls, car ils n'ont pas besoin de demeurer longtemps dans l'estomac. Si des protéines ou des amidons s'y trouvent, il y aura fermentation causant des ballonnements et la production de gaz, en plus de ralentir le travail de digestion. Les précieuses vitamines des fruits seront alors gaspillées dans un mélange inefficace et difficile à digérer ;

— éviter de combiner féculents et protéines (œufs et rôtis, sandwich à la viande, riz et poisson, pommes de terre et viande), car l'amylase servant à transformer les féculents sera neutralisée par le milieu acide, exigé pour la digestion des protéines. Inversement, le milieu alcalin nécessaire pour la transformation des féculents empêchera l'acidité de l'estomac nécessaire à la transformation des protéines ;

— les légumes se marient autant avec les protéines qu'avec les féculents. D'ailleurs, tous les repas devraient contenir quelques variétés de légumes afin de fournir les minéraux et les fibres assurant un bon transit digestif.

« Ce n'est pas ce qu'on mange qui redonne des forces, mais ce qu'on digère et ce qu'on assimile ; par conséquent, savoir comment améliorer la digestion et l'assimilation a plus d'importance que la connaissance des bons aliments[1]. » Si la nourriture fermente dans

---

1. Shelton, Herbert M., *La voie hygiéniste,* Éditions du Roseau, 1985, p. 28.

l'appareil digestif, aucune calorie ne sera disponible pour l'énergie demandée. Consommer en abondance de grandes concentrations de protéines qui finissent par se putréfier dans l'intestin empêche d'en tirer les acides aminés nécessaires à la construction des cellules.

Tout comme pour la construction d'une maison, notre corps dépend de la qualité des matériaux utilisés. Une maison en carton n'aura pas la même solidité qu'une maison en brique. Les matériaux de haute qualité proviennent surtout des plantes. Chaque plante est comparable à une centrale d'énergie solaire. Elle combine d'abord le gaz carbonique et l'azote de l'air, l'eau et les minéraux inorganiques du sol pour ensuite former des molécules de sucre, des protéines, des vitamines et minéraux organiques assimilables par l'homme. Voilà pourquoi les aliments vivants (fruits, légumes, céréales entières, légumineuses et noix) sont si riches et si nutritifs.

L'efficacité de l'estomac dépend donc de la combinaison parfaite ou imparfaite des aliments. L'ajout de liquide vient compliquer encore davantage ce travail de transformation. Les liquides bus en mangeant sont donc à éviter, car ils diluent les sucs gastriques et les enzymes servant à la transformation des aliments.

Le secret de la vitalité consiste à combiner les aliments compatibles dont la digestion simultanée n'entraîne pas de fermentation intestinale.

Aliments énergétiques

Il est important de distinguer entre un aliment vrai et un aliment synthétique. L'aliment vrai ou vivant est digestible et fournit des nutriments assimilables et utilisables par les cellules. Il a un arôme et une saveur uniques qui lui permettent d'être sélectionné en fonction des besoins et des goûts individuels.

Un aliment transformé ou synthétique est un aliment mort, car il provient d'un laboratoire de transformation et non de la nature. Les aliments nutritifs sont les fruits, les légumes, les céréales complètes, les noix et les graines.

À cause des sols appauvris par les cultures accélérées et les pesticides de plus en plus puissants, on s'inquiète davantage de la qualité des fruits et légumes. Il en découle une peur croissante d'être carencé en vitamines ou en minéraux. Cette peur est légitime, mais exagérée. Malgré une qualité inférieure par rapport aux cultures du passé, le végétal actuel demeure un aliment nutritif. Nous pouvons par contre opter pour des fruits et légumes en provenance de cultures biologiques qui offrent des aliments d'excellente qualité.

Les types d'alimentation

Tout ce qui se mange n'est pas nécessairement nutritif. Certains aliments servent à satisfaire le goût, d'autres à faire taire la sensation de faim. Pour prendre conscience de la valeur distincte et variable des aliments, nous allons les classer en trois catégories : bourratifs, nutritifs et jouissifs.

Les aliments bourratifs

Les aliments bourratifs sont le résultat du modernisme en matière de transformation avec, avouons-le, une créativité illimitée. Ces aliments sont tout simplement vides, c'est-à-dire exempts de nutriments. Les aliments bourratifs que l'on avale sans même les goûter ou les déguster ont pour objectif de nous « bourrer ». Ils ne servent qu'à faire taire la sensation de faim ou à donner l'impression d'être nourri. Ils suppriment la culpabilité de partir le matin avec le ventre vide. Dans ce cas, le premier aliment qui nous tombe sous la main est avalé. Tant mieux si c'est un beau fruit juteux qui se trouvait dans les parages (aliment nutritif), mais tant pis si c'est un muffin fait de farine blanchie et chimifiée, rempli de graisse saturée et sucré à souhait (aliment bourratif). On part la conscience tranquille, l'estomac plein et le pancréas malmené.

Les aliments bourratifs servent aussi à éliminer le petit creux dans l'estomac qui se présente à différents moments de la journée. Les enfants reviennent de l'école et vite on comble leur faim par un biscuit rempli de produits de conservation, d'une tartine de fromage synthétique ou d'une barre d'ingrédients chimiques aux apparences trompeuses car le mot *fruit* apparaît sur l'emballage. Fringale passagère au bureau ou gourmandise pendant le magasinage, le ventre peut devenir un tyran qui réclame sans cesse.

Parmi les aliments bourratifs, on retrouve les mets qui n'existent pas dans la nature. Ils sont transformés pour les rendre faciles à utiliser, mais pas nécessairement faciles à digérer. Ils sont chimifiés pour les rendre impérissables et ces agents de conservation toxiques se retrouvent dans notre organisme. Ils sont colorés pour leur donner une bonne apparence, mais ces additifs ont des propriétés cancérigènes. Ils sont additionnés de vitamines synthétiques, mais celles-ci ne sont pas assimilables. Ils sont séchés, congelés, mis en conserve, fumés, mais ces modifications diminuent ou détruisent leur valeur nutritive. Ils sont à saveur de fruits ou de légumes pour nous donner bonne conscience mais ne fournissent aucune vitamine.

Une mise en marché savamment étudiée attribue aux aliments modernes des avantages incomparables : mets « instantanés » pour nous faire gagner du temps. Ce mode de transformation a malheureusement enlevé toute valeur nutritive à l'aliment (riz minute, gruau instantané, boisson repas, barre diète, etc.). En réalité, c'est payer cher pour se faire leurrer, pour s'intoxiquer. Tout ce modernisme dans l'alimentation a des effets pervers à court terme sur notre vitalité et à long terme sur notre santé.

Les aliments nutritifs

À l'inverse des aliments bourratifs qui sont « morts », car ils sont transformés ou synthétisés en laboratoire, les aliments nutritifs sont « vivants », car ils poussent dans la nature. Ils sont riches en vitamines et en minéraux, tout en étant d'excellents fournisseurs de protéines, de bonnes graisses, de bons sucres et de fibres naturelles. Ils collaborent à reconstruire les cellules de l'organisme en perpétuelle transformation.

Comme ils proviennent de la nature qui les a mûris à point, ils sont gorgés d'une eau vitaminée. Lorsqu'ils arrivent sur les papilles gustatives, ils déversent leurs saveurs multiples dans un crescendo au fur et à mesure qu'ils sont mastiqués. Leurs couleurs naturelles et leur texture variable nous informent sur leur degré de fraîcheur.

Pour être dégustés à leur juste valeur, les aliments nutritifs nécessitent peu d'assaisonnement qui risque de camoufler les nuances de saveurs variant du sucré à l'amer en passant par l'aigre et l'acide.

Les aliments jouissifs

Le troisième type d'aliments, qui est une combinaison d'un ou des deux précédents, sont les aliments jouissifs. Ils sont tout simplement bons au goût. Ils servent à nous faire plaisir, à nous donner de grandes satisfactions. On pourrait parler de jouissance gustative. Ils représentent un agréable moment de délinquance alimentaire pour mieux apprécier par la suite la discipline et l'engagement nécessaires pour bien se nourrir. Un aliment jouissif peut donc être nutritif (croquer avec délectation dans une pêche juteuse) ou bourratif (se régaler joyeusement d'un sac de croustilles).

Les aliments jouissifs concernent la dimension affective de la nourriture : on se gratifie d'un bel effort en se confectionnant de bons petits plats ; on se console d'un chagrin en se gavant d'aliments qui plaisent au palais ; on remplit un vide intérieur en mangeant un peu plus que d'habitude. Gratification ou consolation, peu importe. L'important est le ravissement du moment pour compenser une douleur ou célébrer un bonheur.

Les aliments jouissifs peuvent être nutritifs, bourratifs ou un mélange des deux : de succulentes tranches de concombres trempées dans une vinaigrette commerciale salée ; un coulis de framboises fraîches sur une tartine de pain blanc et nappée de délicieux chocolat. La jouissance ne tient pas compte des ingrédients, elle est uniquement une question de plaisir. Dans nos séances de satisfactions gustatives, on ne tient pas compte des combinaisons alimentaires. Seul le plaisir est à l'honneur.

La jouissance alimentaire peut aussi provenir des bons aliments. Savourer une salade composée des plus beaux légumes du jardin, agrémentée d'huile d'olive de première pression et parfumée aux fines herbes fraîchement cueillies, peut être aussi jouissif que de se délecter d'un magnifique gâteau au chocolat garni d'une volumineuse boule de glace à la vanille.

L'important pour profiter des bienfaits affectifs des aliments jouissifs est de ne pas se sentir coupable. Il faut savourer les aliments avec une attitude heureuse et avoir le cœur débordant de gratitude pour ce moment de bonheur. Toute trace de remords après l'abus ou les excès annulera les bénéfices antécédents.

Il est aussi important de mentionner que la proportion d'aliments jouissifs doit être respectée selon la teneur nutritive ou bourrative des mets consommés. L'idéal serait bien sûr de ne manger que des aliments *nutritifs jouissifs,* ce qui veut dire que chaque repas serait une jubilation du palais et du corps. Se nourrir deviendrait une fête. Même si la tendance d'une personne débordante de vitalité penche dans cette direction, ce n'est pas encore le lot de la majorité d'entre nous.

Pour se donner le droit aux aliments jouissifs du type bourratif, sans détériorer notre santé, on peut respecter la consigne suivante : si la partie jouissive est uniquement constituée d'aliments morts, on peut se permettre un aliment jouissif par jour ou un repas tous les deux jours. Cette moyenne doit maintenir un minimum de 75 % d'aliments nutritifs quotidiennement afin que nos réserves d'énergie se maintiennent à un niveau suffisant. Pour une excellente vitalité, mangeons bien et jouissons souvent !

Afin de mieux profiter d'une vitalité croissante avec de nouvelles habitudes alimentaires saines, il faut parfois prendre des moyens efficaces pour effacer les traces des abus antérieurs ou des écarts de conduite. Une façon rapide consiste à fournir à notre organisme le temps nécessaire pour éliminer les toxines, reconstituer des réserves énergétiques et réparer l'usure tissulaire. Le jeûne s'en charge avec aisance.

Solution : le jeûne adapté

Nous sommes responsables de notre santé. Que ce soit pour la santé physique, mentale ou spirituelle, nous pouvons intervenir pour l'améliorer ou la corriger au besoin. L'une des techniques les plus naturelles pour apporter les améliorations ou les corrections nécessaires est disponible par les cures de santé.

Au niveau physique, la cure la plus simple est celle du jeûne. Pas besoin de payer pour des produits aux vertus magiques ou au pouvoir « désintoxiquant ». Les différents types de jeûne, quotidien, préventif ou thérapeutique, se chargent de nous nettoyer et de nous revitaliser. Au niveau mental, nous pouvons entreprendre une cure de vitalisation par la retraite de silence. Grâce à l'isolement volontaire, nous pouvons purifier notre environnement intérieur et réactiver notre potentiel divin. Finalement, la cure de sommeil permet un repos prolongé qui vitalise le corps grâce au sommeil profond de qualité et tonifie l'esprit par l'augmentation de la période de rêves.

Il faut manger tous les jours pour vivre tout comme il faut mettre de l'essence dans la voiture pour la faire fonctionner. Pour bénéficier d'une voiture performante, il faut veiller à son entretien régulier : vidange d'huile, graissage des pièces, nettoyage des pistons, changement des freins et de la batterie lorsque l'usure a fait son travail. Qu'en est-il de notre véhicule physique ? A-t-il besoin de réparation, de renouvellement de cellules, de vidange de liquide ?

La réponse est oui ! Et la bonne nouvelle est que le corps peut faire tout cela par lui-même. En effet, notre organisme est équipé pour se réparer, se vidanger et remplacer lui-même les cellules abîmées.

Ce potentiel d'autonomie pour la réparation ou la guérison se nomme la « régénération cellulaire ». Le corps se suffit à lui-même. Il répare les cellules endommagées, détruit celles devenues inefficaces et en reconstruit de nouvelles à chaque seconde. L'organisme se rebâtit à 98 % tous les ans. Une pure merveille.

Cependant, pour la rénovation en profondeur, pour la vidange des liquides usés et l'élimination des déchets, l'organisme a besoin de temps. Tout comme la voiture doit entrer au garage pour faire son entretien régulier, le corps doit entrer à l'atelier de réparation pour faire sa maintenance quotidienne. Cet atelier est disponible pendant quelques heures chaque jour, et cela se produit lorsque le corps est au repos, donc durant le sommeil.

Comme la nature fait bien les choses, tout a été prévu pour cette tâche importante. Chaque jour, le corps se met en mode rénovation pendant que nous dormons. Lorsque l'énergie disponible n'est pas employée à bouger ou à réfléchir, elle l'est à faire les réparations mineures (nettoyage régulier) qui s'imposent.

Cependant, lorsque des réparations majeures sont nécessaires (blessures ou maladies), une période plus longue doit être accordée à la régénération. C'est pourquoi le corps envoie des signaux (fatigue ou épuisement) pour que nous restions au lit, sans bouger, afin d'économiser de l'énergie. C'est aussi pourquoi il envoie un autre signal, celui du manque d'appétit. La faim étant coupée, on mange moins pour diminuer la dépense d'énergie : pas besoin de digérer, ni d'assimiler, ni d'éliminer les aliments. Toute cette économie d'énergie sera recyclée en travail de réparation et de guérison. Lorsque cette tâche est terminée, l'appétit revient, de même que le goût de s'activer à nouveau. Un enfant malade le démontre clairement par son soudain besoin de dormir au lieu de jouer. Nous les adultes, responsables et raisonnables, nous nous empressons de prendre des médicaments qui cachent les symptômes indésirables et nous nous précipitons au travail, ignorant les précieux messages de notre corps. Il n'est alors pas étonnant qu'un rhume ou une grippe se prolonge parfois pendant des jours, voire des semaines au lieu de 48 à 72 heures.

En conclusion, l'organisme est équipé d'un pouvoir de réparation naturel qu'il met en branle durant le sommeil. C'est en réalité un minijeûne, imposé par le repos quotidien du corps pour permettre la rénovation tissulaire. C'est pourquoi on nomme le premier repas après une nuit de sommeil « déjeuner ». On cesse de jeûner dès que l'on ingère de la nourriture et le processus de réparation s'arrête.

Le minijeûne

Si nous jeûnons chaque nuit pour faire l'entretien de base de notre corps, avons-nous un certain pouvoir sur ce processus naturel ? Peut-on le rendre plus efficace ? Si oui, comment ?

Le minijeûne que le corps s'autorise à effectuer est modifiable à plusieurs niveaux.

D'abord dans la préparation, puis, dans son déroulement et, finalement, lors de la phase finale.

Pour la préparation du jeûne de nuit, il est préférable d'abandonner les collations avant d'aller dormir. Les fringales du soir nuisent à la fin de la digestion du dernier repas et encombrent l'estomac, qui devra digérer ces aliments nouvellement arrivés. Même le petit verre de lait chaud que nos grands-mères prenaient pour faciliter le sommeil est nuisible au niveau digestif. D'abord le lait est une protéine et les protéines sont longues à digérer, car elles séjournent longtemps dans l'estomac. Comme substitut, nous pouvons prendre une simple tasse d'eau chaude avec un peu de jus de citron.

Pour rendre le déroulement du jeûne de nuit plus efficace, il suffit de mettre le plus grand nombre d'heures possible entre le dernier repas ingéré et l'heure du coucher. Plus la digestion, l'assimilation et l'élimination sont terminées, plus il restera du temps pour le travail de réparation. Une autre variante est de manger plus légèrement le soir. Un repas sans viande, un potage aux légumes ou une simple salade sont faciles à digérer tout en étant nutritifs.

Pour la phase finale du jeûne, c'est-à-dire au réveil, nous pouvons poursuivre le travail de nettoyage amorcé durant la nuit par un petit déjeuner composé de fruits seulement. Comme les fruits se digèrent facilement sans faire travailler l'estomac, et sont directement assimilés dans l'intestin, le travail d'élimination amorcé par le jeûne de la veille peut donc se poursuivre. Le nettoyage de nuit est ainsi suivi par celui des fruits, car ces derniers contiennent beaucoup d'eau et assurent un rinçage des liquides internes. De plus, ce rinçage est de grande qualité, car la substance aqueuse des fruits est remplie de vitamines, de minéraux et d'enzymes que le corps va s'empresser de conserver pour un usage ultérieur en se constituant une réserve.

Au niveau de la compatibilité des fruits entre eux, voici quelques informations sur leurs combinaisons alimentaires. Les fruits doux (banane, datte, fruits séchés) et les fruits mi-acides (pomme, raisin, poire, abricot, mangue, papaye) se mélangent bien. Les fruits mi-acides sont compatibles avec les fruits acides (ananas, citron, orange, pamplemousse). Il est préférable d'éviter d'ingérer en même temps les fruits doux et les fruits acides. Les melons se mangent seuls.

Le jeûne partiel

En plus du minijeûne quotidien, nous pouvons ajouter les bienfaits d'un jeûne partiel. Ce type de jeûne existe depuis fort longtemps, entre autres dans différentes traditions religieuses. Le jeûne du vendredi en est un exemple.

Le jeûne partiel peut prendre différentes formes : l'arrêt de certains aliments (pas de viande le vendredi), des restrictions alimentaires pendant plusieurs jours (pas de sucreries pendant le carême) ou aucun aliment solide jusqu'au coucher du soleil.

N'étant pas un jeûne complet, le but de ce type de jeûne est de prévenir les désordres dus à l'alimentation. Il représente en même temps une sorte de discipline pour améliorer le contrôle de soi et solidifier la volonté personnelle. Au-delà du message collectif qu'il transporte, lorsqu'il est imposé par une religion, le jeûne préventif est avant tout un cadeau que l'on se fait à soi-même. Le repos physiologique qu'il apporte est extrêmement bénéfique pour la vitalité. De surcroît, le sens philosophique ou mystique qu'on lui donne constitue une opportunité de grandir spirituellement.

Idéalement, pour respecter le corps et honorer le magnifique travail qu'il accomplit pour nous, on recommande de lui accorder une journée de repos par semaine. Ce repos consiste à alléger le travail de digestion afin que les organes internes récupèrent temporairement. Grâce à cette récupération, ils seront par la suite plus performants, ce qui nous assurera une plus grande vitalité.

Les formes de jeûne partiel varient à l'infini. Selon nos goûts personnels et notre créativité, nous pouvons opter pour plusieurs versions d'une durée variable, selon les besoins et les goûts personnels :

— une journée de fruits ;
— une journée d'aliments crus ;
— des jus de fruits ou de légumes à la centrifugeuse ;
— matinée à l'eau seulement ;
— deux repas sur trois de crudités seulement ;
— un week-end par mois de fruits et légumes exclusivement.

La fréquence du jeûne partiel peut varier selon les besoins. Régulièrement chaque semaine, occasionnellement lorsque l'expérience nous tente ou intensivement en période de grande fatigue ou après un rhume ou une grippe. On peut aussi combiner deux formules. Celle que je pratique est la suivante : une journée par semaine aux fruits seulement et deux semaines par année, une l'hiver et l'autre l'été, avec fruits et légumes seulement accompagnés au repas du soir d'un potage au millet ou au riz brun.

Une autre façon d'appliquer le jeûne partiel consiste à adopter la monodiète, c'est-à-dire de ne manger qu'un seul type d'aliment (fruit ou légume) pendant un ou plusieurs jours consécutifs. Cette pratique représente une mise au repos du système digestif, car les végétaux consommés en monodiète ne demandent aucun effort de digestion et constituent une économie d'énergie nerveuse, glandulaire et mécanique. Puisque le corps utilise jusqu'à un tiers de son énergie pour la digestion quotidienne des repas, lorsque ceux-ci sont réduits à un seul type d'aliment, le travail du corps est beaucoup moindre.

La prise exclusive de végétaux, très riches en fibres et en sels minéraux, a pour effet de nettoyer à fond le tube digestif. Il s'ensuit un soulagement des fonctions hépatiques et rénales, car la monodiète est pauvre en graisses, en protéines et en sels. De plus, par leur richesse en fibres, les végétaux facilitent l'élimination du mauvais cholestérol et régularisent le transit intestinal.

Même si rien ne paraît sur le moment, le jeûne préventif est un investissement à long terme. Les effets se feront ressentir dans les années à venir : les cellules vieillissent moins rapidement, les organes fonctionnent à un rendement supérieur et la vitalité se maintient à un niveau plus élevé.

Un troisième type de jeûne est aussi intéressant à connaître. Il s'agit du jeûne intégral dont la valeur thérapeutique est reconnue depuis fort longtemps.

Le jeune intégral

Le jeûne intégral dure plus longtemps et sa formule est plus rigoureuse. C'est en fait un jeûne complet échelonné sur plusieurs jours. La durée peut varier de 1 à 40 jours.

La nature nous démontre le pouvoir transformateur du jeûne intégral : la chenille s'isole dans son cocon, jeûne et devient papillon ; le têtard qui n'a que des branchies s'immobilise près de la surface de l'eau, jeûne quelques jours et devient une grenouille équipée de pattes et de poumons.

De plus, lorsqu'un animal est blessé ou malade, il se retire dans un lieu calme, dort et ne mange pas. Dès que sa blessure est guérie ou que son malaise a disparu, il s'alimente de nouveau. Ce comportement instinctif de l'animal nous démontre clairement le pouvoir guérisseur du jeûne.

Nous avons aussi tout le loisir d'utiliser le jeûne thérapeutique pour différentes raisons : prévenir la maladie, retarder la dégénérescence, faire un grand ménage interne et repartir à neuf, changer des habitudes alimentaires malsaines ou guérir une maladie diagnostiquée.

L'histoire présente et passée comporte aussi des références au jeûne intégral. Les moines tibétains jeûnent au printemps pour éliminer les graisses accumulées durant l'hiver. Les Hounzas, peuple végétarien qui vit dans les montagnes de l'Himalaya, jeûnent régulièrement et vivent en excellente santé jusqu'à plus de cent ans.

Dans la Grèce antique, on jeûnait pour éclairer les idées et stimuler l'intelligence. Des personnages célèbres comme Socrate, Platon, Jésus et Gandhi ont tous jeûné durant de longues périodes. Des motifs religieux ou philosophiques accompagnaient ces phases de purification.

À notre époque, quelques médecins se sont particulièrement intéressés au jeûne thérapeutique : Isaac Jennings (1830), Russell Trall (1853) fondateur du Mouvement de l'hygiène naturelle, John Tilden (1900). Plus près de nous, le Dr Herbert Shelton a supervisé plus de 60 000 jeûnes et a écrit une trentaine de livres sur l'alimentation et le jeûne. De nombreuses maisons de jeûne se sont installées dans plusieurs pays et offrent un service d'accompagnement et de supervision pour mieux comprendre les effets du jeûne intégral.

Les cellules qui vivent dans un milieu appauvri et toxémique sont en danger. Elles ne se réparent plus, deviennent sensibles à la cancérisation et meurent prématurément de l'accumulation de déchets. « La toxémie dépend largement de nos choix et de notre mode de vie : nous modelons notre corps en le nourrissant, en l'exerçant, en l'épuisant ou en le reposant. Nos stress s'y incrustent, nos toxines l'encombrent, notre sédentarisme le ramollit[1]. » Lorsqu'un déséquilibre est atteint, un repos physiologique s'impose.

Pourquoi le jeûne intégral est-il si efficace ? Notons d'abord que le principe fondamental qui régit la vie est le suivant : l'être vivant est autonome et se guérit lui-même. Si chaque personne possède ce pouvoir, que faut-il pour l'actualiser ? Il lui faut des conditions bien précises pour mettre en branle le processus de régénération et de guérison. Ces conditions sont le repos total et l'abstinence de nourriture. Seule l'eau est essentielle afin de maintenir une hydratation adéquate et rincer le corps en processus de désintoxication.

En n'absorbant aucune nourriture, le corps se nourrit de ses réserves, répare ses structures endommagées et se régénère de façon accélérée et autonome. Un processus de guérison se met alors en place tout en activant la dépollution de l'organisme.

La capacité du corps de se nourrir de ses réserves provient de l'instinct de survie et apporte un bienfait extraordinaire, celui de digérer tout ce qui est nuisible dans son organisme : les virus, les bactéries, les foyers d'infection, les calculs biliaires et rénaux (pierres), les dépôts de graisse, les tumeurs en formation, les kystes, les vaisseaux sanguins abîmés et inutilisables (varices). La liste est incomplète, mais nous donne une bonne idée de la nourriture interne disponible pour l'organisme en jeûne.

Le processus par lequel le corps se nourrit à partir de ses composantes indésirables s'appelle « l'autolyse ». Un terme simple pour une fonction complexe concernant le processus en charge de la désintégration des tissus usés, endommagés ou excédentaires. Les tissus malades décomposés sont ensuite remplacés par des tissus neufs, synthétisés par l'organisme. À cause de

1. Boudreau, Nicole, *Jeûner pour sa santé*, Le Jour éditeur, 1994, p. 45.

cette régénération, l'autolyse est synonyme de rajeunissement.

Jeûner dans le repos total, c'est se défatiguer complètement dans le but de corriger l'usure générale de l'ensemble de l'organisme. En jeûnant, le corps s'affaire intensivement à des tâches de dépollution et de restauration de ses tissus. L'organisme se répare, se guérit et redevient sain.

L'inactivité exigée par le jeûne intégral accélère le nettoyage des vaisseaux, des cellules et des liquides internes. Les mauvaises graisses, les déchets chimiques, les cristaux d'acide urique et les résidus du travail des cellules sont digérés par les cellules en recherche de nutriments, et recyclés. Les toxines non recyclables sont simplement neutralisées, puis éliminées. C'est une séance intensive de décrassage et de réparation de l'organisme en même temps qu'une mise à jour de toutes les fonctions biologiques. Le repos assure le rééquilibre de notre métabolisme excédé par le surmenage, la surconsommation de nourriture et la pollution.

Lors d'un jeûne intégral, l'appétit cesse complètement après 24 heures à l'eau. Par instinct, le corps reconnaît l'opportunité qui se présente à lui de se mettre en mode intensif de réparation, et l'autolyse s'amorce. Se priver de nourriture à cette étape-ci n'est pas un effort. C'est davantage la privation des habitudes quotidiennes qui est difficile.

La façon de reconnaître à quel moment un jeûne peut se terminer est d'observer certains signes : l'appétit réapparaît, la langue redevient rose et l'haleine est parfumée. Ce sont les signes qui indiquent que le corps est dépollué et régénéré. Afin d'être bien guidé sur l'évolution d'un jeûne intégral, il est préférable de pratiquer ce jeûne en centre de jeûne sous la supervision d'une personne qualifiée.

Si le temps est un facteur qui empêche la pratique d'un jeûne intégral, il est bon de savoir qu'une seule journée à intervalles réguliers donne aussi d'excellents résultats. Selon certaines observations, un jour de jeûne par semaine augmente la durée de vie de 33 %.

Une variante du jeûne thérapeutique plus adaptée à nos conditions de vie est le jeûne modifié. La modification apportée concerne les liquides à prendre. L'exclusivité de l'eau est remplacée par celle des jus. Ce sont des jus de fruits et de légumes fraîchement obtenus à la centrifugeuse qui sont ingérés durant toute la durée du jeûne modifié. Il est important que le jus frais soit bu immédiatement pour absorber les vitamines avant qu'elles ne soient détruites par l'air. La durée du jeûne modifié s'échelonne sur une période plus ou moins longue. Idéalement, le jeûne modifié se tiendra aussi dans un centre de jeûne. L'accompagnement permet de suivre l'évolution de la désintoxication du corps et le climat apaisant offre un congé pour l'esprit.

Témoignage personnel

Les fruits sont pour moi le meilleur petit déjeuner adapté à mon style de vie. En plus de poursuivre le rinçage interne de la nuit (à cause de l'eau qu'ils contiennent), ils me fournissent des vitamines et des enzymes pour bien débuter la journée.

De plus, je tiens toujours dans mon frigo quatre à cinq sortes d'huiles différentes. Elles sont toutes de première pression à froid sauf une que j'utilise pour la cuisson. Comme elle sera chauffée, elle subira de toute façon une perte en vitamines.

Mes mets jouissifs préférés, de catégorie bourrative, sont le chocolat occasionnellement, un grand bol de croustilles une fois par semaine, du pop-corn au cinéma et une bonne poutine de temps à autre. Le plaisir gustatif est tellement grand que même si je fais habituellement une intolérance aux produits laitiers, mon corps digère facilement le fromage contenu dans ce mets que je peux manger même à une heure tardive. L'absence de culpabilité permet à mes enzymes de bien digérer ces excès occasionnels.

L'un de mes mets jouissifs préférés, de catégorie nutritive, est le melon d'eau. En saison, j'en consomme un entier par semaine à raison d'une grosse tranche tous les matins à jeun. Mon organisme est ainsi bien hydraté pour débuter la journée.

BANQUE ÉNERGÉTIQUE

Pour maintenir un bilan positif dans notre compte énergétique, il est préférable de diminuer les actions dans la colonne des retraits, d'augmenter celles dans la colonne des dépôts et d'oser un investissement à long terme.

Retraits
- Manger beaucoup de viande
- Utiliser des huiles commerciales hydrogénées
- Consommer les mauvais sucres
- Manger des fruits comme dessert
- Cuire les légumes longtemps et à haute température

Dépôts
- Déjeuner avec des fruits frais
- Manger des protéines en provenance des végétaux
- Intégrer des légumes à tous les repas
- Utiliser des huiles végétales de première pression
- Manger des aliments de culture biologique

Investissement à long terme
- Bien mastiquer tous les aliments, surtout les féculents

Chapitre 3

L'air vitalisant

Le deuxième élément essentiel à la survie provient de l'air que nous respirons. Sans air nous ne pouvons vivre. Depuis notre naissance, nous respirons sans même y penser et ce réflexe automatique se produit en moyenne mille fois l'heure.

Toutes les cellules de notre corps ont besoin d'oxygène pour fonctionner. L'appareil respiratoire fournit de l'oxygène au sang et évacue ensuite le gaz carbonique (dioxyde de carbone), un déchet de l'activité cellulaire. Le corps ne peut pas emmagasiner l'oxygène et doit donc renouveler constamment ses stocks, ce qui nous oblige à respirer jour et nuit.

Les conduits à l'intérieur des poumons sont les bronches subdivisées en bronchioles qui se terminent par les alvéoles, des petites poches où l'échange oxygène et gaz carbonique se fait avec le sang.

Les rôles de la respiration

La respiration, en tant que fonction corporelle, se démarque des autres fonctions (digestion, assimilation, élimination) du fait qu'elle intervient à la fois sur une base involontaire (nous respirons même en dormant) et volontaire (nous pouvons la provoquer consciemment).

Nous avons ainsi la possibilité d'apprendre à utiliser la respiration consciente pour augmenter notre énergie à tout moment de la journée.

De la survie à la vitalité

La respiration est plus qu'une simple fonction mécanique servant à nous maintenir en vie. Elle est aussi un puissant régulateur d'énergie vitale. Selon notre façon de respirer, nous pouvons augmenter ou diminuer notre vitalité. « La respiration est la source d'énergie la plus accessible pouvant être employée pour la guérison, la revitalisation des mécanismes autoréparateurs du corps et la diminution à la vulnérabilité aux maladies[1]. »

L'oxygène est à la fois une source énergétique pour le corps dont toutes les cellules ont besoin et un agent protecteur. Des recherches ont en effet démontré que l'oxygène nous protège en ayant un effet toxique sur les virus, les bactéries et les parasites. Par des respirations profondes et prolongées, nous pouvons ainsi augmenter l'apport d'oxygène qui nous protégera davantage des assauts des agresseurs biologiques.

Le cerveau est aussi un grand consommateur d'oxygène. Pour avoir les idées claires et les réflexes rapides, nous devons assurer une bonne oxygénation à notre cerveau. L'énergie mentale qui en découle est propice à la concentration, la réflexion et la créativité.

Dans le but d'augmenter notre vitalité physique et intellectuelle, nous pouvons agir sur la respiration. Les facteurs modifiables sont la *quantité* et la *qualité* de l'air respiré. La quantité dépend de notre volonté, qui provoque une modification du rythme respiratoire, et la qualité dépend de l'ionisation de l'air. En étant conscients de ces

---

1. Collinge, William, *L'énergie subtile*, Éditions AdA, Varennes, 2000, p. 163.

paramètres, nous bénéficions d'un niveau d'énergie accru.

De façon inconsciente, nous avons tendance à maintenir une respiration superficielle avec le minimum d'air. Si nous tenons ainsi durant de longues heures, des retraits s'accumulent dans notre banque énergétique créant ainsi une inévitable baisse de vitalité. Pour rétablir un niveau de vitalité adéquat, nous devons faire des dépôts d'énergie en modifiant la quantité d'oxygène que nous absorbons.

En mode de respiration automatique, nous utilisons le dixième seulement de notre capacité pulmonaire. La respiration superficielle fait entrer seulement un demi-litre d'air pour un volume potentiel de cinq litres. Cette petite quantité d'air inspiré représente le minimum requis pour rester en vie.

La respiration automatique procurant très peu d'énergie, nous fonctionnons donc en respiration de survie. Si 10 % d'air neuf passe dans nos poumons, nous devons en déduire que 90 % d'air vicié y demeure. Comme le sang a besoin de s'oxygéner à même les poumons, il sera donc appauvri si le taux d'oxygène demeure à un niveau bas. Nous subissons ainsi une sorte de « famine respiratoire » dont les effets causeront un état de somnolence et d'inattention lors d'activités intellectuelles ou un essoufflement lors d'activités physiques.

L'OXYGÉNATION

Heureusement, notre corps nous envoie des signaux pour nous prévenir d'un besoin supplémentaire en oxygène. Il déclenche alors un moyen naturel dans le but d'augmenter l'apport d'air neuf par deux réflexes spontanés : le soupir et le bâillement.

Le soupir

Afin de remplir correctement son rôle d'oxygénation, notre instinct veille à déclencher le soupir. Un profond soupir permet d'évacuer l'air vicié qui stagnait dans les poumons. Une fois cet espace vidé, de l'oxygène neuf peut y entrer. On soupire par besoin, car l'instinct sait reconnaître le moment où un épuisement se prépare. La banque énergétique envoie alors un avis informant qu'il y a une baisse de revenus en oxygène. Cette baisse peut être due à des dépenses émotionnelles : on soupire d'impatience devant une série de frustrations, on soupire de tristesse en période d'attente non comblée, on soupire d'amour quand le cœur s'enflamme.

Lorsque le soupir arrive, c'est à nous d'accueillir ce message comme une indication précieuse pour faire les changements qui s'imposent afin de retrouver notre énergie. De grandes respirations vont d'abord défaire les nœuds émotionnels pour ensuite détendre les tensions musculaires. Soupir de malaise deviendra « respir » de bien-être.

Le bâillement

Lors d'une baisse d'énergie, le deuxième signal instinctif est le bâillement. Il se manifeste par l'exigence de recevoir une grande quantité d'air. Le réflexe d'ouvrir la bouche au maximum dénote bien ce désir d'avaler le maximum d'air.

Le bâillement assure une meilleure oxygénation lorsqu'un moment de fatigue se manifeste. L'action de bâiller durant le jour ne signifie pas nécessairement que nous avons besoin de sommeil, il peut dénoter soit une digestion difficile qui accapare trop d'énergie, soit un simple besoin d'oxygène après un effort prolongé musculaire ou intellectuel, soit un simple besoin d'air dans une pièce où le niveau d'oxygène est bas.

Parmi les nombreux bienfaits du bâillement, il y a ceux destinés au corps physique et ceux reliés au corps psychique. Au niveau physique, le bâillement a pour fonction de relâcher la tension des muscles faciaux, d'oxygéner en profondeur et de libérer les toxines. Lorsqu'il est associé avec des étirements des bras et des jambes, il effectue un travail dans tout le corps. L'air peut entrer à profusion dans les poumons car la cage thoracique s'ouvre davantage.

Dans un bâillement bien fait, la nuque aussi se détend si nous rejetons la tête vers l'arrière. Le dos s'arque légèrement en permettant aux vertèbres et aux disques de se réajuster. Les bras s'étirent et les mains s'ouvrent pour dégager les articulations. Les yeux se mouillent à cause des sécrétions des glandes lacrymales qui permettent d'hydrater l'œil. Le rythme du flux et du reflux d'air fait son travail dans tous les recoins du corps. Le bâillement efface les crispations, surtout celles de la mâchoire, et les remplace par une relaxation profonde de tout le système musculaire et amène un ajustement du système osseux. Cela provoque une détente instantanée et une régénération rapide.

Au niveau psychique, le bâillement libère momentanément l'esprit, car l'attention se porte sur la merveilleuse sensation du lâcher prise. Pendant que le corps s'abandonne aux mouvements rythmés de l'air régénérateur, le cerveau passe du mode rationnel au mode instinctuel. L'hémisphère gauche, responsable de la logique, démissionne quelques instants et l'hémisphère droit prend la relève pour mieux savourer la jouissance de cette détente instantanée. Une sensation de paix et de plénitude s'installe. Le calme revient après le tumulte d'un esprit agité et le relâchement s'installe après la tension d'un corps surmené.

Une excellente façon de s'assurer de bien respirer lorsque le corps réclame une détente momentanée est de s'asseoir confortablement, le dos appuyé. Si possible, la tête est aussi soutenue afin de relâcher les muscles du cou qui sont en contraction constante pour maintenir la tête droite. On ferme ensuite les yeux pour se couper de toutes stimulations visuelles qui surchargent le cerveau inutilement.

Pour détendre les mâchoires qui sont généralement très crispées, on allonge le menton vers le bas en le laissant descendre au maximum. On inspire en gonflant le ventre pour assurer une oxygénation profonde tout en générant une détente instantanée car la respiration abdominale est celle que nous adoptons instinctivement durant le sommeil. Il suffit d'observer un enfant dormir pour s'en convaincre : son ventre se gonfle et se dégonfle à chaque respiration.

Afin de se souvenir de bien réduire les tensions au niveau des mâchoires et de l'abdomen, généralement les deux endroits les plus contractés du corps, on peut répéter intérieurement la courte phrase suivante : *menton long et bedon rond*. Tel un refrain divertissant servant à déplacer l'attention vers le corps physique pour dégager le mental trop encombré, la phrase aide-mémoire aide à adopter la bonne méthode pour se régénérer rapidement.

Une série de respirations profondes peut nous aider à vivre avec moins d'appréhension certaines sensations fortes comme la douleur physique, le stress émotif ou le trac. Les exercices de respiration sont basés sur l'hypothèse que l'expiration déclenche la relaxation lorsqu'elle est accompagnée d'un relâchement musculaire. De plus, le diaphragme, muscle responsable de l'action mécanique des poumons, travaille plus intensément pour favoriser l'arrivée d'air, ce qui diminue l'angoisse.

Si notre système respiratoire a perdu de ses capacités au fil des ans, il existe une façon très efficace de le stimuler. Il s'agit de faire de l'exercice physique qui exige un travail cardiovasculaire. À cause de l'effort musculaire, une demande en oxygène est nécessaire. Le cerveau envoie donc l'ordre aux poumons d'inspirer et d'expirer à un rythme plus accéléré.

L'exercice physique

L'exercice physique active la circulation du sang dans toutes les parties du corps. Le débit sanguin ainsi augmenté favorise un meilleur fonctionnement du système musculaire, glandulaire et immunitaire. L'organisme se défend mieux contre les agresseurs (les virus et les bactéries) lorsque les fonctions internes sont stimulées.

Parmi les exercices efficaces, on retrouve la gymnastique et les exercices aérobiques, le yoga et les étirements (*streching*). Si vous ne faites pas de conditionnement physique régulièrement, voici des exemples d'exercices accessibles à la majorité des gens et ne nécessitant aucune supervision et très peu d'équipement : la marche rapide, le jogging, le vélo extérieur ou la bicyclette stationnaire, la natation, la danse, le ski de fond, etc.

Depuis quelques années, la danse en ligne est devenue populaire auprès des personnes âgées. C'est un excellent exercice autant pour le corps que pour la tête. La mémorisation des pas maintient le cerveau en forme. Cette activité sociale permet aussi de passer d'agréables moments en bonne compagnie.

Pour les personnes plus sportives, la randonnée en montagne, la planche à voile, la planche à neige, le ski alpin, l'escalade et toutes les activités de plein air qui demandent un effort continu sont excellents pour garder la forme et respirer sainement. En plus de l'exercice prolongé, ces activités permettent un dépassement personnel qui stimule l'audace et l'effort.

Le corps humain est une machine qui a besoin de fonctionner pour être au mieux de ses capacités. Grâce aux exercices quotidiens, les muscles conservent leur tonus et leur souplesse. Un muscle maintenu au repos de façon constante perd de sa force et de sa vitalité. Il s'atrophie lentement comme après une immobilisation prolongée dans le plâtre.

Nous pouvons comparer notre organisme à une pile rechargeable. Pour augmenter la durée de charge de la pile, il faut la laisser se vider complètement avant la prochaine recharge. Cela lui permet aussi une plus longue durée de rendement. Notre corps obéit à ce même principe. En dépensant le plus possible son énergie quotidienne, il aura tendance à bénéficier d'une plus grande endurance. Ainsi, trop se ménager pour ne pas se fatiguer crée l'effet inverse : on se dévitalise tout comme la pile qui perd de son efficacité si elle ne se vide pas totalement.

Des exercices quotidiens de tension et de relâchement permettent aux muscles de conserver leur fermeté et leur souplesse. Si les activités habituelles ne comblent pas le besoin minimum d'exercices de tonicité, nous pouvons en inventer tout en vaquant aux occupations journalières : contracter et relâcher les abdominaux pendant la conduite automobile ou assis dans les transports publics, monter et descendre les escaliers au lieu de prendre l'ascenseur, jouer plus souvent avec les enfants, promener le chien plus longtemps, etc.

L'exercice est un excellent déstressant. Il permet d'évacuer les tensions en dégageant le système physique et psychique. La bonne fatigue aide à bénéficier d'un meilleur sommeil. La preuve la plus éloquente est l'absence d'insomnie chez la plupart des sportifs.

Certaines personnes se sentent plus déprimées l'hiver. Elles sont sujettes au syndrome des déséquilibres affectifs saisonniers. La dépression saisonnière se manifeste l'hiver lorsque la luminosité extérieure est réduite. Les recherches ont démontré que le sang de ces personnes contient beaucoup de mélatonine, une hormone sécrétée par la glande pinéale lorsque l'éclairage diminue. Elle nous met au ralenti pour favoriser le sommeil ; son effet dépressif nous incite à dormir. Afin de diminuer sa concentration et d'atténuer la dépression, il est conseillé de se promener davantage au soleil. La glande pinéale, située au centre du cerveau, réagit à la lumière. En hiver, les journées plus courtes et le manque d'ensoleillement affectent l'humeur. Voilà une raison de plus de faire de l'exercice à l'extérieur et durant le jour.

La quantité d'air joue un grand rôle dans la qualité de notre bien-être. Plus on bouge, plus on respire. Plus on respire, plus l'énergie augmente. Plus le niveau d'énergie est élevé, plus nous avons le goût de bouger. C'est ainsi qu'en faisant de l'exercice régulièrement on se sent bien dans son corps et bien dans sa tête.

Différentes conditions de notre environnement déterminent la qualité de l'air. En plus du degré de pureté qui dépend de la pollution environnante, un autre facteur important est le degré d'ionisation de l'air. À part la composante gazeuse dont l'oxygène fait partie, il y a un phénomène électrique qui modifie la qualité de l'air. Ce phénomène s'appelle l'ionisation.

L'IONISATION

Les atomes de l'air se chargent électriquement selon certaines conditions. Cette charge devient soit négative soit positive. Dans le cas des ions de l'air, les termes *négatif* et *positif* font référence à l'électricité. Pour ne pas nous méprendre, notons immédiatement que les ions négatifs sont bénéfiques pour la vitalité et que les ions positifs sont nuisibles. L'expression « air ionisé » sera donc utilisée pour parler de la présence d'ions négatifs en grande quantité.

La source plus appréciable d'ions négatifs provient de la nature. Une bonne partie de ceux-ci est générée par les rayons cosmiques en provenance du système solaire qui traversent les toits et les murs des habitations. Plus près de nous, ce sont les plantes qui en produisent par leur action de photosynthèse.

Parmi les effets bénéfiques des ions négatifs, notons l'augmentation de la vitalité, la prévention des maladies infectieuses, la régulation de la tension artérielle et l'harmonisation du sommeil.

Les causes de la diminution des ions négatifs sont : la climatisation, le chauffage électrique, tous les appareils électriques, les écrans d'ordinateurs, la présence de poussières, la fumée de tabac et les poils d'animaux. Les autres éléments qui contribuent à les abaisser sont la pollution des grandes villes, l'air recyclé des édifices à bureaux et la présence excessive de pesticides dans l'environnement.

Dans une voiture, la quantité d'ions négatifs est très faible à cause du gaz carbonique en provenance de la respiration des passagers dans un espace restreint. De plus, la présence d'une grande quantité de métal en diminue aussi la concentration.

Les symptômes physiques occasionnés par des lieux mal ventilés et peu ionisés sont les suivants : maux de tête, fatigabilité accrue, troubles de la mémoire, difficulté de concentration. Les conséquences nuisibles sont une dévitalisation du corps et de l'esprit.

Comment augmenter la présence d'air ionisé pour jouir de ses bienfaits ? De façon mécanique, la pulvérisation des liquides étant productrice d'ions négatifs, il suffit de profiter des moments où la nature nous en offre gratuitement : lors de grosses pluies, près des cascades ou sur le bord d'un océan agité par les vagues. Les autres sources d'ions négatifs sont celles qui proviennent de l'électricité présente dans l'air lors des orages et de la production d'éclairs, et celles provoquées par le frottement des aiguilles de pin lorsqu'elles sont soumises au vent.

Comme ces conditions ne sont pas courantes pour la plupart d'entre nous, il existe une autre méthode plus accessible pour bénéficier de l'air ionisé : la douche. En effet, lorsque l'eau de la douche se pulvérise sur notre corps, elle produit des ions négatifs et nous avons tout le loisir d'en respirer à profusion si nous la prolongeons suffisamment longtemps. En général, 15 à 20 minutes suffisent pour atteindre ce bien-être. Conclusion : si nous sommes exténués après une grosse journée de travail, il est sage de prendre une douche. Que ce soit en arrivant chez soi ou avant d'aller dormir, l'air ionisé enlèvera les tensions accumulées et favorisera le sommeil.

Il est aussi possible de créer une ionisation artificielle grâce à des appareils conçus dans ce but. Ces appareils sont des ioniseurs. Ils peuvent s'adapter à tous les besoins selon leur format et leur puissance : pour le bureau, la maison ou l'automobile. Les ioniseurs commerciaux sont très utiles pour les pièces dont les fenêtres ne s'ouvrent pas ou les espaces situés dans un environnement plus pollué comme le centre-ville. Pour les longs trajets en automobile, l'ioniseur permet d'éviter la fatigue occasionnée par la faible concentration en ions négatifs dans cet espace restreint.

La présence d'air ionisé est donc déterminante pour assurer une qualité d'air susceptible d'augmenter la vitalité. Le sentiment de bien-être près d'une cascade d'eau n'est pas simplement dû au son apaisant et à la vue agréable de l'eau. La concentration des ions négatifs dans cet environnement se situe entre 10 000 et 100 000 par centimètre carré. À la campagne, on en retrouve en moyenne 1 000, dans une ville entre 50 et 300 selon le degré de pollution, et à peine 15 dans une voiture.

Un lieu où il est important d'assurer une bonne qualité d'air est la chambre à coucher. En effet, durant notre sommeil, le corps est en mode de réparation tissulaire et en mode de régénération cérébrale. Pour ce faire, il exige une bonne dose d'oxygène. Il est alors important de ventiler la chambre à coucher une heure avant d'aller dormir. L'air de l'extérieur, à la fois frais et ionisé assurera une bonne récupération physique.

Solution : la respiration consciente

Si la respiration mécanique nous maintient en vie, la respiration consciente, quant à elle, a le privilège d'augmenter la vitalité. « Le mot respirer implique plus que la simple action physique de faire passer de l'air dans les poumons. La respiration est le point de jonction entre l'intelligence, le corps et l'esprit[1]. »

La respiration étant une fonction à la fois involontaire (nous n'avons pas besoin d'y penser) et volontaire (nous pouvons varier son rythme), il est possible de l'utiliser pour créer des effets comme la détente mentale, la stimulation d'énergie et le nettoyage interne. Voici donc trois techniques pour profiter des bienfaits de la respiration consciente selon le but à atteindre.

La respiration calmante

En tant que puissant déstresseur, la respiration volontaire sert à la détente et à la relaxation. Comme les émotions se logent dans la région de l'abdomen (avoir les tripes nouées), cette région du corps est sollicitée pour aider la respiration à remplir son rôle d'apaisement.

En période d'agitation émotionnelle, lors d'un conflit au travail par exemple, d'un stress aigu en vue d'une négociation importante ou d'un trac élevé juste avant de parler en public, il est bon de prendre quelques minutes pour pratiquer la respiration calmante. Le peu de temps qu'elle exige est un excellent investissement

1. Chopra, Deepak, *Esprit éternel et corps sans âge,* Éditions Stanké, 1996, p. 308.

pour ensuite profiter des résultats à long terme lors de l'action.

Choisissez un fauteuil confortable pour vous asseoir en vous appuyant la tête pour permettre de détendre la nuque. Fermez les yeux et commencez par une série de respirations exécutées de la façon suivante : inspirez par le nez en gonflant d'abord l'abdomen puis la cage thoracique en comptant jusqu'à 4. Ensuite, expirez toujours par le nez en dégonflant d'abord l'abdomen, puis le thorax, et en comptant jusqu'à 8. Recommencez pendant environ cinq minutes.

Si vos pensées sont toujours agitées ou votre corps tendu, reprenez une deuxième série de respirations d'une durée de cinq minutes.

Pour utiliser la respiration calmante dans le but de favoriser le sommeil, vous n'avez qu'à changer la position assise pour la position allongée dans votre lit. Placez un oreiller sous la nuque pour diminuer la tension cervicale et déposez vos mains sur l'abdomen pour bien sentir le mouvement de gonflement de celui-ci. Respirez avec le même rythme de 4 temps pour l'inspiration et de 8 temps pour l'expiration. Dès que la pensée devient floue et que le corps s'amollit, vous prenez la position habituelle du sommeil et vous vous abandonnez doucement dans les bras de Morphée.

La respiration énergisante

Un autre rôle que la respiration volontaire peut assumer est celui de stimulateur d'énergie. Si, au milieu d'une tâche routinière, vous avez un coup de pompe ou une incapacité à vous concentrer, votre cerveau est soit fatigué ou sous-alimenté en oxygène. Il faut donc lui redonner un regain d'énergie par une stimulation interne.

Dans la position assise le dos bien droit ou debout, repérez du regard un objet près de vous ou un arbre à l'extérieur. Si c'est un objet (lampe, plante, peinture, sculpture, etc.), choisissez-le parce qu'il est inspirant par sa forme ou son utilité ; et si c'est un arbre, parce qu'il est beau et fort. Fixez-le du regard tout en débutant une série de respirations exécutées de la façon suivante : inspirez par le nez et expirez par la bouche. Le temps de l'inspiration et de l'expiration va durer en fonction du maximum de votre capacité pulmonaire. Faites-le aussi longtemps que votre énergie n'a pas atteint le seuil désiré. Cela peut varier entre deux et cinq minutes.

Si vous êtes étourdi, assoyez-vous quelques instants et fermez les yeux. Les neurones du cerveau peuvent se sentir un peu grisés par cet apport soudain d'oxygène. Après quelques moments d'inactivité, la respiration reprendra son rythme normal et vos neurones ragaillardis par l'exercice précédent deviendront très efficaces pour une période prolongée de concentration.

Cette technique respiratoire peut aussi être accompagnée de quelques mouvements des hanches, des épaules et de la tête. En restant sur place, en position debout, vous faites des rotations de la taille avec les mains sur les hanches, 10 vers la droite et 10 vers la gauche. Puis, allongez les bras de chaque côté à la hauteur des épaules et faites 10 rotations vers l'avant et 10 vers l'arrière. Vous enchaînez avec des mouvements circulaires de la tête, 10 vers la droite et 10 vers la gauche. Le tout se termine par quelques étirements en vous penchant vers l'avant, les mains touchant le bout des pieds.

L'oxygénation, en plus d'atteindre le cerveau par la respiration amplifiée, irriguera aussi les muscles qui ont tendance à se rigidifier lors d'une période assise prolongée (en voiture, au bureau ou devant le téléviseur).

La respiration nettoyante

Certains lieux sont parfois malsains (manque d'ions vitalisants) pour nos poumons. Une pièce enfumée, un bureau sans fenêtre, un édifice à l'air recyclé, un centre commercial bondé, un restaurant non ventilé, etc. Afin de ne pas subir de façon prolongée cet apport d'air impur qui diminue grandement notre énergie, il est important de nettoyer nos poumons dès que nous sortons de l'endroit en question.

La respiration nettoyante servira alors à vidanger cet air malsain pour faire de la place à l'air vitalisant de l'extérieur.

La technique consiste à inspirer un volume d'air inférieur à celui qui sera expiré afin d'atteindre les minuscules poches (alvéoles pulmonaires) qui ont tendance à conserver l'air résiduel. L'expiration forcée, un genre de pompage, servira ainsi à déloger le maximum d'air vicié et à se réapprovisionner en oxygène neuf.

Vous prenez d'abord une grande inspiration en gonflant le ventre, puis vous expirez par la bouche avec deux expirations consécutives de deux secondes chacune. Inspirez une seconde et expirez deux fois deux secondes. Inspirez une seconde et expirez deux fois deux secondes. La série se poursuit ainsi (environ de 10 à 20 fois) jusqu'à ce qu'il ne reste plus d'air dans les poumons et que le ventre soit totalement rentré vers l'intérieur. Recommencez une deuxième série et une troisième. Si vous sentez que cela vous fait du bien, poursuivez aussi longtemps que le cœur (ou le corps) vous en dit.

Cet exercice de nettoyage est très efficace après un orage, lorsque l'air est fortement ionisé. Il suffit de sortir sur le balcon et de faire des pompages consécutifs aussi longtemps qu'on en ressent le besoin. On peut aussi pratiquer la respiration nettoyante avant d'aller dormir devant une fenêtre ouverte, été comme hiver. À cause des maisons surchauffées en hiver, l'air est très sec et diminue notre vitalité. La respiration nettoyante humidifie les poumons et favorise l'oxygénation en profondeur. Avec l'habitude, cet exercice respiratoire peut devenir un réflexe.

Témoignage personnel

Lorsque j'écris pendant une longue période, je me permets une courte détente de cinq minutes à toutes les heures. Durant cette pause, je pratique la technique « *menton long et bedon rond* ». Ma concentration s'en trouve améliorée et l'inspiration se manifeste plus aisément par la suite.

J'apprécie aussi l'effet tonifiant de la respiration nettoyante. En fait, je la pratique même en double : avant d'entrer et en sortant d'un lieu où l'air me paraît de mauvaise qualité, avant de monter dans ma voiture et en en sortant. Ce rinçage régulier assure une meilleure oxygénation de tout mon corps.

BANQUE ÉNERGÉTIQUE

Pour maintenir un bilan positif dans notre compte énergétique, il est préférable de diminuer les actions dans la colonne des retraits, d'augmenter celles dans la colonne des dépôts et d'oser un investissement à long terme.

Retraits

- Fumer ou rester longtemps dans une pièce enfumée
- Passer la journée assis sans bouger (maison, bureau, voiture)
- Dormir dans une chambre non ventilée
- Garder le ventre toujours rentré et les dents serrées
- Empêcher ou ravaler un bâillement

Dépôts

- Respirer en gonflant l'abdomen
- Faire une promenade après la pluie
- Bâiller en ouvrant la bouche toute grande
- Prendre une douche prolongée
- Vidanger les poumons en expirant tout l'air résiduel

Investissement à long terme

- Faire de l'exercice à l'extérieur régulièrement

Chapitre 4

Le sommeil réparateur

La troisième source d'énergie est le sommeil. Durant l'éveil, la contraction des muscles, les mécanismes physiologiques (circulation, digestion, respiration, élimination) de même que la concentration cérébrale sont des causes importantes de dépense d'énergie. Il est donc normal de ressentir de la fatigue physique et intellectuelle à la fin d'une journée.

Pour la majorité d'entre nous, le besoin de sommeil se fait sentir toutes les 24 heures. Lorsque le corps s'allonge pour dormir, le métabolisme de l'organisme entier ralentit. Pendant que nous dormons, le tonus musculaire est réduit au minimum, les battements cardiaques ralentissent, la respiration devient plus lente. À cause de l'isolement temporaire, nos cinq sens sont peu ou pas sollicités.

Les rôles du sommeil

Grâce au sommeil, un dispositif de recharge automatique s'installe afin de restituer nos forces. Le premier rôle du sommeil est de reposer le corps épuisé afin de refaire une réserve d'énergie. Cependant, en apparence passif, le sommeil est une activité hautement sophistiquée au cours de laquelle différents mécanismes se mettent en place dans le but de réparer les cellules endommagées. Parmi les fonctions de réparation, il y a la rénovation physique qui régénère le corps physique et la rénovation psychique qui restitue les fonctions mentales.

Restaurer

Pendant que l'on dort, le sommeil léger alterne avec le sommeil profond et des périodes de rêves échelonnées tout au long de la nuit. Le sommeil se décompose en quatre à six stades incluant le sommeil profond et le sommeil léger d'une durée de 90 minutes environ, entrecoupé de sommeil paradoxal (qui favorise le souvenir des rêves). Le terme « sommeil paradoxal » a été choisi pour nommer les périodes d'activité cérébrale qui apparaissent tout au long de la nuit. Le paradoxe vient du fait qu'à ce moment, le corps est plus détendu qu'en sommeil profond – car le tonus musculaire est nul – alors que le cerveau est totalement éveillé avec des ondes électriques rapides. En sommeil paradoxal, le corps se repose et la tête travaille !

La croyance populaire voulant qu'il faille huit heures de sommeil pour être en forme n'est pas conforme à la réalité. La science a fait la lumière sur ce faux mythe. Les recherches médicales démontrent combien nos besoins sont individuels et uniques. Ces besoins sont déterminés du point de vue biologique et changent selon l'âge. Pour la moyenne des adultes, les besoins individuels en sommeil peuvent varier entre 4 et 10 heures de sommeil. Malgré ces chiffres qui correspondent à une moyenne, il existe aussi des personnes qui ne dorment que 3 heures par nuit et d'autres qui prolongent jusqu'à 12 heures leur durée de sommeil[1].

---

1. Gratton, Nicole, *Le sommeil idéal,* Éditions Un monde différent, Saint-Hubert, 2000.

Une des raisons de la diminution marquée du sommeil total provient en partie de la diminution des activités autant physiques qu'intellectuelles. En effet, la personne âgée, en général, devient plus sédentaire. Elle bouge moins et cela diminue la dépense d'énergie musculaire. Ce changement de vie occasionne une diminution de la quantité de sommeil profond. Au niveau psychique, le même phénomène se produit. Il y a généralement moins d'effort intellectuel et une baisse du nombre de situations d'adaptation. Ces nouvelles conditions réduisent le sommeil paradoxal (sommeil de rêves). Les rêves sont responsables de l'équilibre émotif, de la restructuration de la mémoire et de la consolidation des apprentissages. En ayant une vie routinière, sans défi ni nouveauté, on a moins besoin de rêves, aussi appelé « sommeil créatif ».

Ainsi, pour augmenter la quantité du sommeil profond et la qualité du sommeil créatif, on doit mettre à son programme de jour des exercices physiques réguliers requérant un effort continu d'au moins 30 minutes et une stimulation intellectuelle régulière comme la lecture, l'écriture, des jeux qui demandent un effort mental, des apprentissages de toutes sortes.

Des études comparatives ont démontré qu'un sommeil court et concentré est supérieur en qualité à un sommeil long et dilué. Vaut mieux dormir peu et bien, que dormir longtemps et mal.

De plus, il est important de savoir qu'il n'y a que deux cycles de sommeil profond au cours d'une nuit, c'est-à-dire les trois premières heures. La suite se passe en sommeil léger et avec de plus longues périodes de sommeil de rêves, dont le but est de nous réparer au niveau psychique.

Les trois premières heures du sommeil sont donc les plus récupératrices au niveau physique. Peu importe à quel moment nous allons au lit, avant ou après minuit, cette première phase est importante pour refaire nos forces. Cette découverte sur la structure du sommeil défait une croyance qui nous limitait dans nos habitudes de sommeil. Les heures de sommeil avant minuit ne sont pas plus récupératrices. Ce qui compte, ce sont les premières heures, celles qui contiennent davantage de sommeil profond, peu importe l'heure du coucher.

Réparer

Pourquoi le sommeil est-il une source d'énergie aussi nécessaire qu'efficace ? Parce que pendant que le corps est allongé et se repose, une activité intense, non perceptible de l'extérieur, se produit. L'organisme physique est en mode réparation dans tous les recoins : de la peau aux os, des composantes externes aux organes internes. Les cheveux et les ongles poussent durant notre sommeil, les muscles se tonifient, les organes se rechargent et les déchets s'évacuent.

Voici une liste partielle des fonctions activées pendant le sommeil : réparation des tissus endommagés, régénération des organes épuisés, cicatrisation des plaies, élimination des déchets organiques, reconstruction de nouvelles cellules, sécrétion des hormones de croissance, renforcement de l'ossature et de la tonicité des muscles, recharge du potentiel énergétique.

Ainsi, chaque nuit, une activité soutenue veille sur notre corps dans le but de nous soigner, nous reconstruire et nous guérir. Des cellules jusqu'aux organes, chaque parcelle de notre organisme est en constante rénovation.

Il est une autre fonction importante du sommeil profond, celle de permettre la fixation des minéraux. Ces éléments sont utiles pour lutter contre la fatigue et conserver la jeunesse du corps. Ils sont également indispensables au maintien d'une bonne santé en général.

Puisque le sommeil occupe environ le tiers de notre temps, est-il possible d'en tirer autre chose que du repos ? Bien sûr. Le sommeil profond, en charge de la rénovation physique, cède la place, toutes les 90 minutes environ, au sommeil paradoxal pour un autre type de régénération. Il s'agit de la rénovation psychique qui a lieu en sommeil de rêves. À la lumière des fonctions découvertes par les chercheurs, nous savons maintenant que le sommeil paradoxal permet de trouver des solutions tout en dormant, car *la nuit porte conseil* !

Si dormir en sommeil profond c'est éliminer les toxines, réparer les blessures corporelles et assimiler les nutriments, rêver c'est éliminer les émotions négatives, réparer les dommages affectifs et assimiler les connaissances. Qu'elles soient de nature émotionnelle, intellectuelle ou spirituelle, les nouvelles informations assimilées créent de nouveaux circuits neuronaux afin de favoriser un plus grand épanouissement personnel. Les différents types de neurones possèdent des rôles spécifiques, aussi, durant le sommeil paradoxal, et les chercheurs ont vu leur action s'amplifier de façon étonnante.

Le sommeil de rêves permet au mental de passer à l'atelier de réparation. Il bénéficie d'une rénovation psychique grâce à l'activation des neurones pouvant atteindre 80 % de leur potentiel alors qu'à l'état d'éveil, le jour, nous n'utilisons en moyenne que 1 à 10 % à la fois de ce même potentiel[1].

Voici quelques fonctions du sommeil paradoxal utiles à notre bien-être psychique : l'élimination du stress accumulé, la libération des émotions refoulées, la restructuration de la mémoire, la consolidation des souvenirs, le développement de la créativité, l'élaboration de la vision globale, la maturation du cerveau, l'intégration des connaissances et des apprentissages.

---

1. Gratton, Nicole, *L'art de rêver*, Flammarion Québec, Montréal, 2003.

Le stress accumulé de jour est éliminé la nuit. Le sommeil paradoxal évacue les causes stressantes en les « digérant » sur le plan psychique. Le cerveau créateur va rejouer la scène perturbatrice afin de permettre aux mécanismes d'adaptation de neutraliser la menace. Revivre en rêve des scènes de la journée permet de libérer le trop-plein d'information qui crée un encombrement inutile de souvenirs récents.

Étant donné que les tracas et les frustrations de jour sont des causes importantes de pertes d'énergie, le sommeil de rêves joue un rôle de libération pour diminuer la pression causée par ces facteurs d'épuisement mental. Chaque nuit, une évacuation des émotions refoulées durant le jour se produit dans l'intimité de nos scénarios nocturnes. Que ce soit une peine non dite, une colère réprimée ou une frustration inavouée, le rêve nous procure un espace sécurisant pour exprimer les sentiments qui n'ont pu être vécus au grand jour.

De plus, les manques de jour sont aussi équilibrés la nuit : manque d'argent, de temps, de plaisir ou de fantaisie. Le sommeil paradoxal veille à nous procurer tout ce à quoi notre cœur aspire. Nous retrouvons dans nos rêves l'abondance de temps, de ressources et d'amour auxquels nous aspirons. Ces cadeaux de la nuit ont un effet énergisant sur notre corps émotif et rendent nos réveils plus stimulants.

Les types de dormeurs

La quantité de sommeil et l'heure du coucher correspondent à des besoins personnels. Pour apprendre à établir nos besoins réels, nous devons être informés sur leurs caractéristiques. Il ne sert à rien de se comparer aux autres pour connaître nos exigences en matière de sommeil. La comparaison crée souvent davantage de confusion. Un petit dormeur s'inquiète inutilement de son sommeil très court lorsqu'il entend un gros dormeur décrire l'abondance de repos que son corps exige pour être en forme. À son tour, le gros dormeur peut se culpabiliser lorsqu'il écoute un petit dormeur décrire la brièveté de ses nuits.

Petits et gros dormeurs

Il existe donc des petits, des moyens et des gros dormeurs. Même si un pourcentage élevé de gens est constitué de dormeurs moyens (entre 7 et 8 heures), il y a les autres, les petits et les gros dormeurs.

Les petits dormeurs avec leurs besoins réduits en sommeil (entre 4 et 6 heures) ont tendance à bénéficier d'un sommeil plus profond accompagné de très peu de périodes d'éveil durant la nuit. Les gros dormeurs (9 et 10 heures) ont en général un sommeil plus léger comportant de nombreux éveils nocturnes.

En ce qui concerne les éveils durant la nuit, ils font partie de l'organisation normale du sommeil. Pendant une période moyenne de 8 heures de sommeil, nous nous éveillons tous quelques secondes à chaque cycle de 90 minutes, c'est-à-dire avant et après chaque rêve. Ces éveils partiels très courts ou micro-éveils ont lieu de 10 à 15 fois par nuit et nous n'en avons généralement pas conscience. Les personnes qui ont un sommeil très léger s'en rendent compte et interprètent ces éveils comme un signe de mauvais sommeil.

Les éveils partiels sont un réflexe de survie nous permettant de vérifier si notre environnement est sécuritaire, car nous allons être paralysés pendant la période de sommeil paradoxal (avec mémoire de rêves). Les personnes au sommeil très léger ont conscience de ces éveils et cela leur donne parfois l'impression qu'ils ont peu dormi ou qu'ils souffrent d'insomnie. Il s'agit en réalité d'une insomnie subjective, car la quantité de sommeil suffit à leurs besoins physiques, mais l'effet psychologique des éveils fréquents génère l'impression d'un mauvais sommeil.

Couche-tôt et couche-tard

Une autre caractéristique qui varie d'une personne à l'autre est l'horloge biologique du sommeil qui détermine l'heure du coucher favorable à l'endormissement. Certaines personnes sont des couche-tôt et ressentent le besoin de dormir au début de la soirée, alors que d'autres sont des couche-tard et préfèrent aller au lit après minuit.

Au sujet des horaires du coucher dans un couple, un malaise peut survenir. Un couche-tôt incapable de veiller tard se sent fautif de ne pas tenir compagnie à son conjoint couche-tard habitué à prolonger ses soirées. De même qu'une personne couche-tard risque de penser qu'elle fait de l'insomnie lorsqu'elle va au lit en début de soirée dans le but d'adopter l'horaire de sommeil de son partenaire couche-tôt. Son « heure » n'étant pas arrivée, le couche-tard attendra le sommeil avec impatience et risquera ainsi de créer une anxiété inutile qui lui causera une incapacité d'atteindre le calme nécessaire à l'endormissement. Dans cet état d'angoisse, l'insomnie le guette dangereusement

Ainsi, selon notre horloge biologique du sommeil, nous sommes soit des *alouettes*, des gens du matin, ou des *chouettes*, des oiseaux de nuit. L'*alouette* est en forme le matin et commence sa journée dans l'action. La *chouette* entreprend ses activités au ralenti et déborde d'énergie le soir. Ces caractéristiques appartiennent à nos biorythmes individuels et sont généralement acquises à la naissance à cause de notre bagage génétique.

En reconnaissant la catégorie de dormeur à laquelle nous appartenons, nous pouvons mieux gérer nos activités quotidiennes tout en nous sentant moins coupables d'être inactifs à certaines heures (le soir pour les couche-tôt et le matin pour les couche-tard). De plus, cette caractéristique du sommeil étant établie, la qualité du travail s'en trouve améliorée. Le couche-tôt aura avantage à s'acquitter des tâches les plus compliquées en avant-midi, alors que le couche-tard pourra se les réserver en après-midi ou en soirée. L'*alouette* acceptera de faire des heures supplémentaires en arrivant plus tôt le matin tandis que la *chouette* sera davantage apte à offrir ses services en fin de journée.

Notre horloge biologique du sommeil peut-elle varier avec le temps ? Même si pour certaines personnes, elle tend à garder la même configuration et à maintenir ainsi un rythme identique tout au long de leur vie, pour d'autres elle subira des modifications selon les circonstances extérieures. Un horaire de travail obligatoire, la naissance d'un enfant, des tâches temporaires sont autant de facteurs nous obligeant à une adaptation plus ou moins longue à établir. Le corps humain possède de grandes capacités d'adaptation. On peut ainsi s'ajuster à différentes conditions sans subir de conséquences nuisibles à la santé lorsque la motivation est positive.

Le sommeil divisé

De nombreuses croyances ou idées fausses nuisent à la gestion de notre sommeil. D'abord celle qui véhicule l'idée qu'il faut dormir le même nombre d'heures chaque nuit. « Des spécialistes du sommeil disent que tous les 27 ou 28 jours, il y a 2 ou 3 jours où l'on a besoin de moins de sommeil. Cela est en rapport avec le cycle lunaire de 27,5 jours et théoriquement, même, les nuits de pleine lune l'on a besoin que de très peu de sommeil[1]. » Au lieu d'angoisser si une nuit a été plus courte que

1. Fluchaire, Pierre, *Bien dormir pour mieux vivre*, Éditions J'ai lu, 1992, p. 98.

d'habitude, nous pouvons profiter de ces heures disponibles pour accomplir des tâches reliées à nos obligations ou nous donner du bon temps comme la lecture ou la peinture. Vaut mieux accepter avec gratitude et sérénité ce moment extra au lieu de paniquer et de penser que l'insomnie nous guette.

L'heure du coucher doit aussi devenir une affaire personnelle qui varie selon le degré de fatigue accumulée, le niveau de stimulation physique ou intellectuelle et la tranquillité des lieux. L'avènement des appareils de distraction et de sollicitation mentale, dont l'ordinateur et les jeux vidéo, trouble les signaux annonciateurs du sommeil. Un de ces signaux qui apparaît au rythme d'environ 90 à 120 minutes, est le bâillement. Le bâillement du soir nous prévient d'une phase de détente propice à l'endormissement. Pierre Fluchaire le nomme le *train du sommeil*. Il entre en gare à certains moments et il faut le prendre lors de son passage, sinon nous devrons attendre un autre cycle de 90 à 120 minutes pour profiter de la détente mentale qui permet de s'endormir aisément.

Si nous vivons dans un monde moderne, nous devons aussi adapter notre sommeil à la méthode moderne. Pourquoi prendre sa dose de repos en un seul épisode ? Au lieu d'une période de sommeil de sept heures, nous pouvons la diviser en plusieurs étapes de deux, trois ou même quatre tranches de repos et/ou de sommeil. Nous voici donc à l'ère du sommeil à la carte.

Le sommeil divisé comprend deux modèles : le modèle biphasique avec deux séances de sommeil et le modèle polyphasique avec trois et plus. Avec l'âge, notre système a tendance à revenir à la formule de la phase multiple, celle que le nouveau-né possède naturellement : il dort lorsqu'il en a besoin.

Pour le sommeil divisé en deux phases, il existe quelques variantes. Une de celles-là consiste à dormir en deux périodes durant la nuit, et l'autre comporte une phase de nuit accompagnée d'une sieste prolongée de jour. Même si la sieste n'est pas une coutume très répandue dans les sociétés industrialisées, certains peuples l'utilisent depuis fort longtemps. On dit même que les trois quarts de la planète font la sieste quotidiennement.

La sieste efficace

La sieste est en fait une nécessité physiologique. Qu'elle soit de courte durée (cinq minutes) ou plus longue (30 minutes), elle recharge rapidement les batteries internes. En effet, notre cerveau fonctionne comme un muscle. Pour qu'il se développe, le muscle a besoin d'être « pompé », c'est-à-dire d'être en contraction puis d'être relâché plusieurs fois afin que les fibres musculaires se développent. Le cerveau a aussi besoin de son « pompage » pour être fonctionnel. Par l'attention soutenue, nous créons une contraction. Puis, par la détente, nous induisons un relâchement. Ce rythme naturel se présente en moyenne toutes les deux heures et se nomme le rythme ultradien. En respectant ce rythme, nous nous assurons un meilleur rendement cérébral.

Si nous respectons notre besoin naturel de détente temporaire en faisant régulièrement une pause de cinq minutes, nous permettons à notre cerveau de ralentir sa cadence afin de se recharger. Le simple geste de fermer les yeux et de faire une dizaine de respirations profondes suffit à créer une relaxation cérébrale. Après cette pause, la concentration est améliorée et la vigilance accrue. Cela permet aussi d'éviter la fatigue nerveuse, celle qui dévitalise notre esprit, généralement occasionnée par un stress continu.

Il y a plusieurs façons de pratiquer la sieste dans la position assise ou couchée. Il suffit de disposer de quelques instants, en arrêtant volontairement les activités en cours ou en profitant d'une période d'attente involontaire.

Voici des exemples de lieux favorables pour bénéficier d'une pause régénératrice : la salle d'attente, les transports en commun, la voiture stationnée, le parc, à la maison, au bureau.

Différentes techniques permettent de détendre la nuque en position assise. La première nécessite une chaise ou un fauteuil à haut dossier. Il suffit d'appuyer l'arrière de la tête sur le dossier et de fermer les yeux pendant cinq minutes. Une variante avec un dossier bas est d'approcher la chaise le long d'un mur et d'appuyer l'arrière de la tête contre le mur.

La deuxième méthode remplace le haut dossier et le mur. Elle se pratique les bras levés et les mains derrière la nuque pour supporter la tête. Cette position a l'avantage d'ouvrir la cage thoracique pour une meilleure respiration, tout en étirant la colonne vertébrale. Du même coup, on peut augmenter la circulation dans le haut du corps en déposant les jambes sur un objet à portée de soi : un marchepied, une pile d'annuaires, une chaise ou, pourquoi pas, le bureau.

La sieste peut aussi se faire en étant couché sur le dos. Moins accessible que la position assise, la position allongée permet cependant une plus grande détente générale. En effet, tous les muscles se relâchent, la colonne vertébrale s'étire et le thorax s'ouvre. La circulation sanguine est augmentée dans le haut du corps pour mieux irriguer le cerveau. Une décontraction immédiate s'installe. Le corps s'abandonne dans cet état de quasi-apesanteur. Un pur délice de quelques minutes avant de reprendre le rythme effréné des activités journalières.

En somme, les périodes idéales pour insérer la sieste dans son horaire sont celles où l'on détecte une baisse d'énergie, communément appelée « coup de pompe ». Cette fatigue soudaine se produit généralement à tous les cycles de 90 à 120 minutes. Cependant, dans les faits, on a rarement l'occasion de tout laisser en plan et de s'adonner à notre détente de cinq minutes immédiatement ou quand bon nous semble. Pour contourner cet obstacle, il suffit de saisir les moments propices disponibles comme l'heure du lunch, la pause-café du matin et celle de l'après-midi. En observant d'autres moments qui se présentent spontanément, nous pouvons profiter de ces occasions inattendues pour la décontraction mentale.

La sieste recharge les batteries internes et refait une réserve pour la soirée. Elle allonge nos journées afin que nous profitions mieux de chaque moment. Il est préférable de faire la sieste ailleurs que dans le lit, car le corps interprète ce lieu comme une disponibilité à se rendre en sommeil profond puisqu'il y dort toutes les nuits. Le lit stimule la mémoire corporelle et génère un besoin de dormir plus longtemps que la durée d'une sieste réparatrice de 20 à 30 minutes.

La sieste est presque une nécessité en cette ère de vitesse où tous nos sens sont constamment sollicités. Un risque d'épuisement nous guette à tout moment. La sieste relance les forces vitales et diminue le stress accumulé. Lorsqu'elle est bien pratiquée, la sieste de 20 minutes équivaut à une heure de sommeil profond. On peut donc compenser une nuit d'insomnie par deux ou trois siestes durant la journée. Pour les personnes dont le sommeil est perturbé, une sieste ou une pause minute toutes les heures, aide à éliminer le surplus de fatigue provoquée par une nuit trop courte.

Les cycles corporels

Nous avons tous besoin de dormir au moins une fois par jour. Ce rythme biologique d'une durée de 24 heures se nomme le cycle circadien. Il est indépendant de l'environnement car il est endogène, c'est-à-dire déterminé par une horloge interne. Cette horloge interne est influencée par la lumière. Grâce à la lumière du soleil, notre horloge biologique s'ajuste au rythme des 24 heures de la rotation de la Terre.

En plus du cycle circadien, notre corps est soumis à un deuxième rythme interne d'une durée plus courte qui se nomme le cycle ultradien. Ce rythme biologique se présente toutes les 90 minutes environ et peut varier (entre 60 et 120 minutes) selon les individus.

Durant le sommeil, le cycle ultradien règle les séquences de sommeil paradoxal (on rêve toutes les 90 minutes environ). Durant le jour, ce cycle endogène gère les rythmes physiologiques de nos organes, mais surtout la cadence cérébrale. Le cerveau est comme un muscle qui fonctionne grâce à deux actions complémentaires et opposées : la contraction et le relâchement. Au niveau cérébral, il s'agit de la concentration et de la détente.

À l'état d'éveil, le cycle ultradien agit comme une vague qui monte et descend en moyenne toutes les 90 minutes. Notre mental ou intellect soumis à ce rythme montant et descendant va donc varier en capacité de concentration et de réflexion. Un travail cérébral accompli en phase montante est facile et efficace. Cependant, en phase descendante, un besoin d'attention exigera un effort beaucoup plus soutenu.

Ainsi, pour penser et réfléchir avec productivité, il suffit de concentrer ses efforts en périodes de vagues montantes. De même que faire une détente ou une méditation en phase descendante s'avère plus profitable. Les signaux qui annoncent une période d'énergie cérébrale descendante sont :

— avoir de la difficulté à se concentrer ;

— relire trois fois la même phrase et ne rien comprendre ;

— manquer temporairement de mémoire ;

— sentir le besoin de bâiller ;

— partir aisément en rêverie.

Le soir venu, le meilleur moment pour aller dormir est aussi de repérer une vague descendante. Dans cette période, qui dure en moyenne 20 minutes, on en profite pour se mettre au lit. L'endormissement sera facilité par le ralentissement cérébral occasionné par la baisse d'énergie. Si nous manquons cette vague en poursuivant l'écoute des nouvelles télévisées par exemple, nous risquons d'attraper la vague montante qui nous tiendra éveillés pendant un autre cycle de 90 minutes. En se forçant à dormir dans cette étape, on ne réussit qu'à créer de l'angoisse, qui peut dégénérer en insomnie. Il est alors préférable de se lever et de faire autre chose, le temps que le cerveau ralentisse de nouveau.

Le sommeil de qualité

Nous avons parfois l'impression d'être victimes de notre sommeil : bien ou mal dormir dépend des conditions extérieures à soi. Pourtant, la qualité de notre sommeil relève en bonne partie d'une responsabilité personnelle. Afin de dormir efficacement pour assurer une récupération maximale, il est nécessaire de démasquer les habitudes qui sont dommageables pour le sommeil. Parmi la plus importante, il y a l'usage du tabac, l'abus d'excitants, dont le café, et l'excès d'alcool.

La nicotine est un stimulant puissant qui altère le sommeil de façon significative. Un état d'alerte intérieur maintient le corps et l'esprit en éveil, empêchant, ainsi l'arrivée de l'endormissement, la première phase du sommeil.

Le café contient de la caféine, un autre stimulant qui empêche la détente de s'installer. L'effet maximal de la caféine est atteint entre deux et quatre heures après son absorption et se prolonge jusqu'à sept heures. Ses effets augmentent avec l'âge parce qu'il est éliminé moins rapidement de l'organisme. Une dose de caféine tolérable à vingt-cinq ans peut rendre insomniaque à cinquante ans.

L'alcool est un sédatif et non un stimulant. Il favorise la somnolence en diminuant la vigilance. Il aide donc à l'endormissement, mais tout se gâte par la suite, car il génère un sommeil de mauvaise qualité. Les neurones du cerveau sont gravement affectés par l'alcool qui fragmente le sommeil en causant de nombreux éveils, diminue le sommeil profond et supprime une grande partie du sommeil paradoxal, responsable de la rénovation psychique.

Une autre approche à laquelle notre mode de vie rapide tente de faire appel pour améliorer le sommeil est l'usage de somnifères. Ces derniers ont la réputation d'éliminer l'insomnie ; en fait, ils ne représentent qu'une solution temporaire. Ils ne font que camoufler les symptômes de l'insomnie sans traiter la cause, celle qui est à la base du problème de sommeil. Les risques de dépendance et d'accoutumance s'ajoutent aux méfaits des somnifères qui embrouillent l'esprit.

L'important à retenir de ces produits chimiques, c'est qu'ils modifient de façon plus ou moins prononcée la structure naturelle du sommeil. Ils procurent ainsi un sommeil artificiel, un sommeil chimique, donc un faux sommeil. Les somnifères diminuent le sommeil profond, responsable de la régénération physique, en ne laissant que du sommeil léger peu réparateur. Ces substances psychoactives empêchent le sommeil de rêves nécessaire à la rénovation psychique. Tout produit chimique est potentiellement un poison pour l'organisme. Il altère la santé, et les conséquences sont parfois plus dommageables que la cause à soigner au départ.

Utilisés de façon occasionnelle ou lors de circonstances ponctuelles, les somnifères sont un soutien précieux pour provoquer un sommeil qui serait absent de toute façon. Ils peuvent alors aider à franchir une étape émotionnelle difficile. Cependant, absorbées sur une base régulière, ces drogues synthétiques causent des dommages parfois graves.

Maintenant que certains agents perturbateurs du sommeil sont déterminés, voyons ceux qui le favorisent. Parmi ceux-ci nous retrouvons l'exercice et le soleil.

L'exercice est un générateur de sommeil profond. Une étude a démontré que les athlètes souffrent rarement d'insomnie. Cette observation a permis de faire un lien entre l'augmentation de l'activité musculaire et le degré de profondeur du sommeil. En effet, plus la dépense énergétique est importante au niveau physique, plus le sommeil est profond dans les deux premiers cycles de la nuit.

Le soleil est également un autre élément favorisant un bon sommeil. Il régularise les fonctions vitales de l'organisme. Il permet à notre horloge interne de se synchroniser pour déterminer les heures de veille et les heures de sommeil.

La lumière solaire agit sur les neurotransmetteurs cérébraux. La glande pinéale, logée dans la partie supérieure du cerveau, sécrète une hormone, la mélatonine, appelée l'hormone du sommeil. Elle est produite la nuit à cause de l'obscurité. Des études récentes attribuent aussi à la mélatonine un effet anticancéreux très important.

Parmi les aliments favorables au bon sommeil, il y a ceux qui contiennent les vitamines du groupe B dont les bananes, les figues et les dattes. Il y a aussi les aliments riches en glucides et ceux qui contiennent du tryptophane. Le tryptophane est un acide aminé qui intervient dans la synthèse de la sérotonine, essentielle au sommeil. Les aliments riches en tryptophane sont les fèves de soja, les amandes, les dattes et les figues. La vitamine B_6 est aussi excellente pour le sommeil. On la retrouve dans plusieurs légumes et dans la banane.

Il est important de dormir l'estomac le plus vide possible. Cette habitude saine qui consiste à cesser de manger au moins deux heures avant d'aller au lit libère la fonction de digestion au profit des autres fonctions, dont l'assimilation et l'élimination. Par la suite, la fonction de réparation tissulaire prendra la relève. Plus notre corps se répare durant la nuit, plus la vitalité augmente durant le jour.

Si la fatigue accumulée par un stress continu et des responsabilités de plus en plus lourdes ne réussit pas à disparaître malgré une bonne hygiène de vie, il faut parfois prendre des moyens plus draconiens. La cure de sommeil en est un, à la fois très puissant et combien efficace.

Solution : la cure de sommeil

La cure de sommeil est différente du sommeil habituel par sa durée. Il s'agit de dormir 12 heures d'affilée pendant trois à sept jours. Même si le sommeil n'est pas installé totalement, il suffit de demeurer allongé dans une chambre où l'obscurité est la plus totale possible. On garde les yeux fermés et on somnole.

Lorsqu'on dort, on ne mange pas et un minijeûne physique se met donc en place. Durant le sommeil, on cesse de penser aux soucis quotidiens et une évasion mentale s'installe. Également, on n'interagit plus avec l'extérieur, et la solitude est créée. Ces trois conditions favorisent un nettoyage à plusieurs niveaux en même temps.

D'abord, le minijeûne physique dû au sommeil prolongé offre un repos physiologique favorable aux organes de digestion. Cela permet une régénération interne bienfaisante. La récupération physique étant atteinte après quatre à huit heures de sommeil, c'est une autre récupération plus en profondeur qui prend place. L'assimilation des nutriments est terminée et l'élimination des déchets s'active. Vient ensuite la régénération tissulaire qui s'amorce et qui sera cumulative tout au long de la cure.

En deuxième lieu, le sommeil apporte une évasion mentale où les préoccupations de jour disparaissent pour faire place aux ravissements de la nuit. On s'évade ailleurs. On s'envole dans le monde du rêve là où tout est possible.

Par le retrait du monde extérieur que le sommeil favorise, nous avons enfin le temps de prendre conscience de nos mondes intérieurs. La durée du sommeil paradoxal étant augmentée à cause de la prolongation du sommeil total, le temps de rêve s'allonge énormément.

Le déroulement d'une cure de sommeil se passe comme suit : d'abord un lieu où le sommeil prolongé sera aisé à maintenir. Une chambre où l'obscurité est assurée pendant 12 heures. Des repas sains qui respectent les combinaisons alimentaires. Un environnement harmonieux qui inspire le calme et permet de faire de l'exercice.

Ce qu'il faut éviter le plus possible, ce sont les tracas quotidiens rattachés aux obligations régulières : appels téléphoniques et courriers électroniques, dossiers d'affaires, conflits interpersonnels, achats de dernière minute, travaux déplaisants. Tout ce qui commence par « il faut… » risque de contaminer cette période de ressourcement. Si on ne coupe pas avec le quotidien, les obligations vont occuper la majorité des pensées et saboter le calme nécessaire pour entreprendre une cure de sommeil.

Les périodes propices pour se gratifier d'une cure de sommeil varient selon les goûts et les disponibilités personnelles. L'hiver, les avantages proviennent des journées qui sont plus courtes et la noirceur facilite les heures de sommeil prolongées. Comme les abus alimentaires ont été fréquents dans les réceptions du temps des fêtes, le corps a besoin de se purger de l'abondance de nourritures riches et sucrées. Manger sainement et dormir longtemps permettent de ne pas encrasser davantage l'organisme et de terminer l'hiver avec un niveau de vitalité maximal. L'été, l'abondance et la disponibilité de fruits et légumes frais facilitent l'élaboration de menus favorables à la santé.

L'alimentation idéale durant une cure de sommeil se limite à deux repas par jour. La raison est que la durée du sommeil étant plus longue, elle représente donc la valeur d'un repas, car *qui dort dîne*. Le premier repas est constitué de fruits seulement, pris au cours d'une période échelonnée sur quelques heures : un type de fruit à la fois parmi une grande variété. Cet apport en eau vitaminée poursuit le minijeûne de nuit et apporte toutes les vitamines nécessaires pour constituer une provision substantielle qui servira de réserve pendant plusieurs mois. Le deuxième repas se prend au moins quatre heures avant d'aller dormir pour laisser le temps à la digestion de terminer son travail.

L'alimentation au niveau mental est aussi très importante. On apporte avec soi de la lecture inspirante et un journal de rêves. Comme la période de sommeil est allongée, la quantité de rêves va donc augmenter et, parmi ceux-ci, des informations précieuses vont transparaître dans nos scénarios nocturnes[1].

Les rêves compensateurs vont d'abord combler les manques de jour : on reçoit toute la tendresse dont on a besoin, on dispose de tous les biens matériels qu'on désire, on accède à tous les honneurs auxquels on aspire. Sous forme de symboles ou de scénarios explicites, nos rêves comblent tous nos souhaits[2].

Une fois les manques comblés, les fantasmes évacués et les fabulations assumées, nous accédons à d'autres

---

1. Gratton, Nicole, *Mon journal de rêves,* Les Éditions de l'Homme, Montréal, 1999.

2. Gratton, Nicole, *Rêves et symboles,* Les Éditions le Dauphin Blanc, Loretteville, 2003.

niveaux de la conscience. C'est l'heure des bilans (passé), des constats (présent) et des projections (futur).

Grâce au temps qui n'est plus linéaire dans l'expérience onirique, les rêves informatifs nous mettent au courant des causes anciennes et des effets à venir. Le passé peut alors ressurgir pour nous aider à comprendre les sources antérieures qui ont engendré les conditions actuelles. De même que des rêves prémonitoires se présentent pour nous informer des conséquences futures de nos actions présentes.

L'espace est aussi aboli dans nos rêves. Nous avons donc la possibilité de faire des rêves télépathiques. Grâce à ces rêves de communication, nous sommes en contact avec certaines personnes pour différentes raisons : harmoniser une relation, régler un conflit, exprimer des attentes, recevoir des conseils, planifier des projets communs. Les possibilités sont infinies, il ne faut qu'une ouverture intérieure et une intention noble. Les rêves télépathiques sont une occasion intéressante de communiquer plus aisément[1].

Viennent ensuite les rêves spirituels. Ce sont nos vitamines de nuit. Ils apportent la nourriture spirituelle nécessaire à la vitalité de l'âme. Des scénarios inspirants, des images de lumière, des rencontres apaisantes, sont des sources de paix et de sérénité qui alimentent les qualités divines dont nous avons besoin pour affronter les défis de la vie de jour. On s'éveille avec un profond sentiment de plénitude qui nous habite durant de longues heures, voire des journées.

L'attitude idéale consiste à se réjouir de ce congé à la fois reposant à cause de la période prolongée de sommeil et ressourçant par la nourriture mentale qu'on s'octroie. Aucune culpabilité ne doit traverser nos pensées ni aucun remords. Cela demande du courage de ne pas

---

1. Boucher, Paule, *Rêves et Télépathie,* Les Éditions le Dauphin Blanc, Loretteville, 2002.

faire comme la majorité des gens qui vont généralement s'épuiser davantage dans un lieu de villégiature en faisant des abus alimentaires et en écourtant les nuits pour pouvoir festoyer.

Dans une cure de sommeil, dormir n'est pas une perte de temps. Le sommeil devient une séance de régénération physique et une session intensive de rénovation psychique. Le corps et l'esprit vont à l'atelier de réparation nocturne pour y subir des transformations bénéfiques pour la santé.

■

Témoignage personnel

Alors qu'auparavant j'avais besoin de huit à neuf heures de sommeil pour me sentir reposée, en appliquant l'hygiène du bon sommeil, je suis devenue une petite dormeuse qui n'a besoin que de six heures à peine pour être régénérée. Comme je suis une couche-tard, j'aime aller au lit à deux heures du matin afin de profiter au maximum de l'ambiance paisible des heures tardives.

Ma petite jouissance reliée au sommeil est de pratiquer les réveils en douceur. J'aime prendre mon temps pour ramener à la mémoire les rêves de la nuit qui s'achève. J'écris ensuite les détails de ces rêves afin d'en dégager les informations pertinentes.

Ce temps de tranquillité matinale, que j'appelle ma retraite quotidienne, peut durer entre 30 minutes et une heure car j'y inclus une période de méditation. C'est un moment de ressourcement important qui précède le saut dans le tourbillon des activités de la journée. De plus, plusieurs idées créatives jaillissent durant cette période méditative.

BANQUE ÉNERGÉTIQUE

Pour maintenir un bilan positif dans notre compte énergétique, il est préférable de diminuer les actions dans la colonne des retraits, d'augmenter celles dans la colonne des dépôts et d'oser un investissement à long terme.

Retraits

- Utiliser des excitants qui retardent l'endormissement (caféine, nicotine, chocolat)
- Manger avant d'aller dormir
- Consommer de l'alcool régulièrement
- Prendre des somnifères sur une base continue
- Ruminer des pensées angoissantes qui chassent le sommeil

Dépôts

- Faire quotidiennement des exercices physiques
- Consommer des aliments qui contiennent de la vitamine du groupe B
- Faire des activités à l'extérieur pour synchroniser l'horloge biologique
- Planifier au moins une sieste par jour
- Respecter son biorythme individuel (couche-tôt ou couche-tard)

Investissement à long terme

- Apprendre à reconnaître les cycles corporels

Chapitre 5

Le corps et ses merveilles

Notre corps fait tellement partie de nous que nous ne remarquons même plus jusqu'à quel point il est une pure merveille. Ce n'est que lorsque nous tombons malades, que nous saisissons combien la santé est précieuse. Cette prise de conscience nous aide parfois à comprendre quels sont les mécanismes impliqués dans la maladie, tant physique que psychique.

Il n'est pas nécessaire d'attendre d'être épuisé ou déprimé pour explorer la machine extraordinaire que sont notre corps et notre esprit. Dans ce chapitre, nous allons ouvrir la porte à l'émerveillement. En jetant un regard neuf sur les principaux constituants de notre organisme, il sera possible d'apprécier la formidable complicité des organes. Nous allons réaliser l'ampleur de la besogne que chacun d'eux effectue pour le maintien de la vie et la protection qu'ils assurent.

Le Dr Devroede mentionne l'importance de sortir de l'inconscience qui menace notre corps pour aller vers la conscience, porteuse de guérison : « Je suis ouvert à l'idée que l'image inconsciente du corps contienne, non seulement un "moureur" interne, puisque les chaînes du passé mènent à des morts prématurées, mais également un guérisseur interne, qui fasse référence à un idéal intérieur et propre à chaque individu dans son unicité[1]. » Ce guérisseur interne ne demande qu'à être sollicité pour nous aider à vivre en santé et débordant de vitalité.

Voyons d'abord les merveilles de notre corps grâce auxquelles la santé se maintient, pour ensuite explorer les richesses de notre esprit. Le tout a commencé avec un ovule disponible qui a été fécondé par un spermatozoïde fringant. Ensemble, ils ont créé la vie : un organisme complexe et complet.

LES ORGANES AU SERVICE DE NOTRE BIEN-ÊTRE

Du point de vue biologique, le corps se construit à partir de composés chimiques relativement peu nombreux, qui sont recyclables et interchangeables. Les matériaux de base sont une vingtaine d'acides aminés qui vont produire de nouvelles protéines servant à construire chacune des cellules de notre corps, de la tête aux pieds.

Parmi les nombreux organes de notre corps, nous allons nous arrêter à ceux que les habitudes de la vie moderne affectent davantage : la peau, les muscles et le cerveau. Ensuite, une équipe dynamique, l'estomac, le foie et le pancréas, sera mise en évidence pour prendre conscience de leur étonnante synergie.

La peau

On se soucie beaucoup de l'apparence de notre peau, car elle représente un critère de beauté important. En plus de son intérêt esthétique, la peau est d'abord et avant tout un organe ayant pour fonction principale de

1. Devroede, Ghislain, *Ce que les maux de ventre disent de notre passé,* Éditions Payot, 2002, p. 112.

nous protéger des multiples agressions de notre environnement.

Sur chaque centimètre carré de peau se trouve tout un monde, dont une centaine de glandes sudoripares chargées d'éliminer la sueur, et des glandes sébacées servant à lubrifier les poils et détruire les bactéries. Ce même centimètre carré abrite plus de 200 récepteurs sensoriels capables de différencier une douce caresse d'un coup violent, de distinguer une chaleur bienfaisante d'un froid cinglant. Toujours dans ce centimètre carré, la vie et la mort se jouent, car environ un demimillion de cellules meurent et se renouvellent sans cesse.

Tous ces travailleurs, les récepteurs, les glandes et les orifices, ont besoin d'un traitement particulier pour faciliter leur fonctionnement : de l'air, de l'eau et des nutriments. La peau doit respirer au-dedans grâce à une bonne oxygénation en provenance de la respiration et au-dehors en étant exposée à l'air libre. Ce qui implique qu'elle ne doit pas être encombrée de produits qui obstruent ses pores.

Le manque d'oxygène des villes polluées, des bureaux mal ventilés et des maisons surchauffées empêche la peau de bien respirer et l'apport insuffisant en eau la déshydrate. Pour lui donner un meilleur teint, on l'enduit de produits qui camouflent sa pâleur. Pour enlever les traces de déshydratation, on la recouvre de crèmes prétendument hydratantes. Pour lui donner une apparence souple, on la badigeonne de substances grasses. Pour la protéger du soleil, on y dépose une substance remplie de produits chimiques, alors qu'il suffirait d'éviter les heures où les rayons les plus dangereux sont présents (entre 11 heures et 14 heures) ou de la couvrir d'un vêtement léger. En réalité, avec tous ces traitements, la peau étouffe littéralement sous des couches de produits asphyxiants et parfois irritants. Et le tout, à prix souvent très élevé.

Si elle pouvait parler, la peau réclamerait de l'air pour respirer, de l'eau pour s'hydrater et du soleil pour synthétiser la vitamine D. Mais nous, nous lui disons : *sois belle et tais-toi !*

Les muscles

Plus de 600 muscles servent à nous mouvoir à chaque instant. Ces gros cordages extensibles ont chacun un rôle selon les besoins du moment : lever un bras, faire battre le cœur ou esquisser un sourire. Ils sont constitués de filaments de protéines qui ont besoin de carburants, comme les bonnes graisses et les bons sucres, de même que beaucoup d'oxygène.

Tous nos muscles ont besoin d'un minimum d'activité pour garder la forme. Rester plusieurs jours immobile finit par les atrophier, car leurs fibres diminuent de volume et de puissance. Un muscle immobile fond littéralement.

La sédentarité de la vie moderne avec les voitures, les ascenseurs et les appareils pousse-boutons, confine nos muscles à l'inactivité. Un muscle qui ne se contracte pas est peu irrigué par le système sanguin. Moins de sang signifie moins d'oxygène.

Des 600 muscles qui ne demandent qu'à s'activer, combien en utilisons-nous régulièrement ? Se mouvoir d'un siège à l'autre et d'un lieu à l'autre ne demande pas un gros effort musculaire. Même si on travaille fort de la tête, le système musculaire demeure très peu sollicité.

Telle une pile rechargeable qu'on remet sans cesse sur son chargeur sans l'avoir vidée totalement de son énergie, et qui finit par perdre son potentiel de puissance, un muscle non utilisé finit par perdre lui aussi son potentiel de force. Et pourtant, il ne demande qu'à déployer sa souplesse, qu'à démontrer sa tonicité et qu'à tester sa résistance.

S'il pouvait parler, le muscle réclamerait du mouvement pour se sentir vivant, de l'exercice pour garder la forme et des étirements pour maintenir sa souplesse. Mais nous, nous lui disons : *sois fort et tais-toi !*

Le cerveau

Situé dans la boîte crânienne, le cerveau se cache des regards inquisiteurs et veille sur nous en toute humilité. 24 heures sur 24, il gère et coordonne toutes les fonctions corporelles pour nous garder en vie et en bonne santé.

La merveille des merveilles, le cerveau est à la fois un mégaordinateur, un muscle performant et un centre de contrôle. Il est constitué de milliards de cellules nerveuses : les neurones. Chaque neurone possède en plus des milliers de prolongements semblables à des filaments servant de connexions entre eux. Chaque fois que nous sommes exposés à un nouvel apprentissage comme l'étude d'une langue étrangère ou la pratique d'un sport, de nouvelles connexions se mettent en place.

Les neurones peuvent vivre et fonctionner pendant plus de cent ans. Ils se nourrissent uniquement de glucose et d'oxygène. Le cerveau est l'organe le plus gras de l'organisme, il est constitué à 60 % de lipides (gras). L'apport de bonnes graisses est donc essentiel pour éviter que les neurones ne se durcissent et ratatinent. Des autopsies faites sur des personnes souffrant de maladies dégénératives cérébrales ont révélé des cerveaux *asséchés* et *rétrécis*. Les neurones ont besoin d'une bonne lubrification fournie par des huiles fluides (oméga 3) et des bonnes graisses d'origine végétale.

Le cerveau envoie des ordres aux organes internes par l'entremise des messagers chimiques (une centaine de neurotransmetteurs) et de l'électricité (l'influx nerveux). Sous la supervision du cerveau et transitant par la moelle épinière, un enchevêtrement inextricable de fils sont reliés les uns aux autres, représentant des milliers de kilomètres de fibres nerveuses, les nerfs. Par le biais de ces nerfs, le cerveau communique continuellement avec tous les organes du corps.

Tel un superordinateur, le cerveau traite beaucoup d'informations simultanément. Ses logiciels internes sont d'une efficacité incroyable avec un traitement de données fonctionnant à une vitesse vertigineuse : les images, les sons et les sensations sont analysés, classés et enregistrés presque instantanément. Les apprentissages sont mémorisés et intégrés. Cependant, la mémoire vive doit faire une sauvegarde de temps en temps ; le sommeil de nuit se charge de le faire, et cela, sans effort.

Tout comme un muscle qui devient fort en se contractant et en se relâchant, le cerveau a aussi besoin de cette alternance contraction-relâchement sous forme de concentration-détente pour être performant. La durée d'un cycle de concentration optimale est d'environ 60 à 120 minutes. Ce qui implique qu'un travail exigeant mentalement perd une grande partie de son efficacité au bout de deux heures si aucune détente n'a été insérée. Tenter de poursuivre une tâche ardue au-delà de ce délai se solde en perte d'énergie importante et amène un épuisement intellectuel qui risque de provoquer des erreurs fâcheuses.

Le cerveau pourrait aussi se comparer à un centre de contrôle semblable à la tour de contrôle des aéroports où règne une activité intense. Ainsi, chaque neurone agit comme un contrôleur et veille au bon fonctionnement des activités métaboliques du corps, dont la respiration, la digestion et la circulation sanguine.

Le travail de coordination de l'organisme se fait sans que nous ayons à y penser. Tout comme les contrôleurs s'attachent à ce que les décollages et les atterrissages d'avions se fassent en toute sécurité, les neurones veillent sur l'harmonie des organes entre eux. Un aéroport où les contrôleurs seraient endormis, ivres ou drogués serait dangereux, car des accidents pourraient se produire à tout moment. Et pourtant, c'est ce que nous faisons lorsque nous laissons des substances toxiques comme l'alcool, les drogues et certains médicaments pénétrer dans notre organisme. Ces produits assomment les neurones (somnifères), dérèglent les signaux internes (médicaments qui camouflent les symptômes), tuent des cellules cérébrales (alcool) et brouillent les messages envoyés au corps (drogues).

S'il pouvait parler, le cerveau réclamerait un bon sommeil de nuit et des moments de détente régulières dans la journée. Il demanderait une hygiène de vie saine sans alcool ni drogue. Mais nous, nous lui disons : *sois performant et tais-toi !*

Pour avoir une belle peau, des fibres musculaires en bonne santé et un cerveau performant, nous devons manger une nourriture riche en nutriments. Malgré nos efforts de plus en plus conscients pour bien nous alimenter, certains produits dangereux se retrouvent dans nos mets (colorants chimiques, agents de conservation, pesticides, antibiotiques, etc.). Heureusement, notre système digestif possède une équipe formidable qui veille autant que possible sur les contenus ingérés.

Le système digestif

Cette équipe est constituée de cinq associés qui fonctionnent en collaboration les uns avec les autres : la bouche, l'estomac, l'intestin, le pancréas et le foie, une véritable équipe bionique.

D'abord la bouche chargée de mastiquer la nourriture est équipée de cellules gustatives qui identifient les aliments que l'estomac devra digérer afin de préparer les bons enzymes pour leur décomposition. La bouche possède aussi des dents pour découper la nourriture et des glandes salivaires pour ramollir et prédigérer certains aliments. La mastication devient une partenaire importante pour faciliter le travail de l'estomac qui, lui, n'a pas de dents.

Tout aliment devrait être totalement liquéfié avant de quitter la bouche. Par exemple, l'amidon en provenance des féculents doit être correctement transformé par la salive qui contient un enzyme spécifique (amylase) pour le transformer en sucre (glucose). La salive désinfecte aussi la bouche. Même les jus de fruits et de légumes doivent être insalivés pour assurer une meilleure assimilation lors de leur passage dans l'intestin. C'est pourquoi la règle d'or est : *buvez vos solides et mastiquez vos liquides.*

Une façon simple de développer l'habitude de bien mastiquer les aliments est d'en faire un jeu. En couple, en famille ou entre amis, on décide de compter le nombre de mastications que demande tel aliment pour devenir liquide. Celui qui en a le plus gagne. Par exemple, un petit morceau de pomme ou un raisin frais exige au minimum 30 mouvements de mastication ; une bouchée de banane : 60 ; une amande : 90 ; un morceau de carotte : plus de 150. Vous serez étonné de constater la quantité de travail dont certains aliments ont besoin pour être liquéfiés et, du même coup, vous serez émerveillé de découvrir les saveurs qui se dégagent d'un aliment bien insalivé. Certaines nourritures qui faisaient partie de la catégorie des nutritifs seulement accéderont peut-être à celle des jouissifs !

L'estomac poursuit le travail de la bouche en brassant et transformant davantage les aliments afin qu'ils parviennent à l'intestin sous une forme prête à être mélangée à d'autres enzymes en provenance du pancréas et du foie. Ce mélange séjourne dans l'intestin pendant trois à six heures pour être fin prêt à l'étape suivante : passer dans la circulation sanguine.

Le sang enrichi de substances nouvelles se rend d'abord au foie pour être filtré. Si la moindre trace de déchets ou de substances toxiques, dont les poisons, est détectée, le foie va alors les transformer en éléments inoffensifs. En tant que purificateur, il assure une protection constante. Pour lui, l'alcool est un poison, car il détruit plusieurs vitamines et inhibe l'action des sucs digestifs. Dès que le foie repère la présence d'alcool, il s'empresse de le traquer pour éviter que le cerveau ne subisse ses effets dévastateurs. Le foie agit de la même façon avec les drogues et les médicaments. C'est un gardien inestimable.

Mais là ne s'arrête pas sa fonction : le foie est aussi un prodigieux entrepôt de substances utiles à l'organisme. Il stocke les sucres, les graisses, les vitamines et les minéraux. Par exemple, il emmagasine des réserves de vitamine D pour quelques mois et de vitamine A pour deux ans. Il fabrique aussi des protéines et conserve le fer des globules rouges endommagés. Il détruit les hormones en excès et assure la synthèse des éléments nutritifs. Quel travail !

Son collègue et voisin de gauche, le pancréas, a le rôle exclusif de surveiller le niveau de sucre présent dans le sang. Lorsque le taux de glycémie s'élève à cause de l'arrivée massive de sucre raffiné, le pancréas sécrète de l'insuline qui incite certaines cellules à transformer le sucre en énergie ou en réserve. Ces réserves sont stockées soit de façon invisible dans le foie, ce cher entrepôt, ou de façon visible dans les cellules adipeuses (graisses) qui donnent des rondeurs à notre corps.

Si elle pouvait parler, voici ce que l'équipe bionique dirait : la bouche nous rappellerait qu'elle ne sert pas uniquement à parler, mais aussi à préparer la nourriture pour son confrère l'estomac grâce à une mastication adéquate. L'estomac demanderait qu'on lui facilite la tâche en ne mélangeant pas trop d'aliments différents dans un même repas. Le foie réclamerait des moments de repos durant la journée pour qu'il puisse reprendre des forces. Le pancréas demanderait qu'on diminue les mauvais sucres qui l'obligent à faire du temps supplémentaire. Mais nous, nous leur disons : *au travail et taisez-vous !*

L'ESPRIT ET SES RICHESSES

Nos facultés intellectuelles sont précieuses. En plus de l'intelligence, la créativité constitue un atout majeur dans la gestion de la santé physique et psychique. Ces deux éléments se combinent pour apporter un plus grand équilibre et un meilleur bien-être dans notre vie de tous les jours. Grâce à un cerveau bien entretenu, nous pouvons jouir pleinement de nos facultés intellectuelles et intuitives.

Notre esprit représente à la fois notre force et notre faiblesse. La force de caractère, le pouvoir de la volonté et le génie créatif sont des atouts importants pour atteindre un épanouissement tant intérieur qu'extérieur. Nous sommes aussi victimes de la faiblesse de l'esprit. Que ce soit à cause d'un tempérament passif qui manque d'audace, d'une personnalité influençable qui manque de confiance ou d'un caractère faible qui manque de volonté, les conséquences en sont une vitalité fragilisée. Heureusement, nous pouvons y remédier en prenant soin de nos facultés cérébrales et à l'aide d'une discipline personnelle.

Notre niveau de vitalité intérieure dépend directement de notre qualité de vie extérieure. C'est pourquoi certains choix, en apparence anodins, relèvent d'une responsabilité individuelle. Les sources de plaisirs socialement acceptées peuvent devenir des assassins de l'esprit. Il s'agit de produits qui affectent directement les composantes chimiques du cerveau et leurs effets sur nos comportements. Ce sont les drogues sociales, les drogues illicites et les médicaments psychotropes (qui agissent chimiquement sur l'activité mentale).

Le mot « drogue » se définit ainsi : n'importe quelle substance chimique, d'origine naturelle ou synthétique, qui peut servir à modifier la perception, l'humeur ou d'autres états psychologiques.

Parmi les drogues sociales, nous retrouvons le café, le tabac et l'alcool. Les drogues illicites comprennent entre autres le cannabis, la cocaïne, l'héroïne et l'ecstasy. Parmi les médicaments psychotropes qui affectent l'esprit, il y a les tranquillisants, les somnifères et les antidépresseurs.

Les drogues sociales sont des produits acceptés et même valorisés dans nos habitudes de vie. Sans nous en rendre compte, nous ingérons des substances en apparence inoffensives et pourtant toxiques parce que la conscience collective les accepte et même les valorise : un délicieux café, un excellent vin, un bon calmant.

Le tabac contient de la nicotine, qui est reconnue officiellement comme une drogue dure, c'est-à-dire comme une substance qui rend dépendant de son usage. En inhalant la fumée, la nicotine qu'elle contient atteint le cerveau en quelques secondes. Il est scientifiquement démontré qu'il est plus difficile de se passer de la cigarette que de l'héroïne.

La nicotine représente un piège dont les fumeurs sont victimes. Les fabricants de tabac l'ont bien compris et ont ajouté aux cigarettes des substances, comme l'ammoniac, qui accélèrent la dépendance. En plus de l'intoxication à la nicotine, d'autres produits nocifs sont inhalés par la fumée qui contient de nombreuses substances toxiques.

Bien qu'il contienne un poison violent (la nicotine), le tabac est commercialisé en toute légalité. Selon l'Organisation mondiale de la santé, il fait environ quatre millions de morts par an. De plus, la cigarette crée une forte dépendance, peut-être davantage que ne le font bien des drogues illicites. Ces dernières années, de nombreux pays ont réglementé la publicité pour le tabac et imposé de nouvelles restrictions.

Le café fait partie du quotidien pour une grande majorité de personnes. Selon la définition citée plus haut (substance qui peut servir à modifier la perception, l'humeur ou d'autres états psychologiques), la caféine contenue dans le café est une drogue, bien que cela nous semble difficile à admettre. Chaque matin, la bonne odeur du café frais agrémente la levée du corps. Son effet stimulant agit rapidement pour éveiller l'esprit engourdi par la fatigue qui persiste après un sommeil parfois trop court.

Selon les spécialistes, le café renferme un taux de caféine de 1 à 20 %, en plus de la théobromine (un diurétique). À dose moyenne ou forte, selon les individus, le café peut être à l'origine de palpitations, de tremblements, d'agitation et d'insomnie. Même les cafés décaféinés, pris à forte dose, provoquent des palpitations. Certains experts de la santé sont d'avis que la prise quotidienne de plus de cinq tasses de café peut être nuisible. En outre, si on doit arrêter rapidement une très forte consommation, on peut ressentir les symptômes d'un état de manque : nausées et maux de tête.

Étant donné que chaque personne métabolise différemment les aliments, comme les excitants, ceux-ci peuvent être totalement inoffensifs pour certains et potentiellement dangereux pour d'autres. L'important est de détecter à temps les symptômes d'intolérance au café afin de limiter les dommages à l'organisme.

L'alcool est un autre produit qui fait partie des habitudes de vie. On l'obtient par fermentation de végétaux riches en sucre, ou par distillation. Il intervient dans la composition des boissons alcoolisées, dont le vin, la bière, le cidre, les apéritifs et les liqueurs.

L'usage de l'alcool commence de différentes façons, soit tôt dans la vie, à l'adolescence. Le désir de faire comme les grands, de désobéir aux règles ou de se montrer audacieux, peut induire une habitude pour l'alcool. Par la suite, les mondanités s'en mêlent. Comme il est bien vu de servir un verre d'alcool à ses invités et qu'il est aussi préférable d'en accepter lorsqu'on nous en présente, nous consommons, souvent par politesse d'abord. L'alcool détend et désinhibe, ce qui favorise la communication et le goût de festoyer.

S'installent ensuite les habitudes. On rentre à la maison après le travail et on se sert un apéritif pour faire baisser le niveau de stress. Un mets délicieux accompagné d'un bon vin ajoute de l'agrément à l'heure des repas. Les amis arrivent et on sort la bière. Alcool rime avec plaisir. Mais un jour, les conséquences nuisibles sont là et, généralement, on ne fait pas le lien entre la cause et l'effet.

L'alcool n'a pas besoin d'être digéré, car il a la capacité de passer directement du tube digestif aux vaisseaux sanguins. En quelques minutes, le sang le transporte dans toutes les parties de l'organisme. Cet avantage, que les autres aliments n'ont pas, devient un désavantage pour l'organisme. Il force le foie à travailler très fort pour tenter de le neutraliser avant qu'il n'atteigne le cerveau et y sème le désordre.

À court terme, et lorsqu'il est consommé à des doses importantes, l'alcool provoque un état d'ivresse et peut entraîner des troubles digestifs, des nausées et des vomissements. À plus long terme, l'usager risque de développer de nombreuses pathologies : cancers (de la bouche, de la gorge, de l'œsophage, entre autres), maladies du foie (cirrhose) et du pancréas, troubles cardiovasculaires, maladies du système nerveux et troubles psychiques (anxiété, dépression, troubles du comportement, alcoolisme chronique).

Au niveau comportemental, l'alcool provoque une diminution de la vigilance, qui est trop souvent responsable d'accidents de la circulation et d'accidents du travail. Chaque fois que nous insistons pour faire boire un invité et que nous le laissons partir au volant de son véhicule, nous mettons inconsciemment sur la route un *kamikaze potentiel* qui risque de se tuer en plus de tuer d'autres personnes.

L'alcool cause aussi des pertes de contrôle de soi qui peuvent conduire à des comportements inopportuns et pouvant aller jusqu'à la violence, aux agressions sexuelles, au meurtre et au suicide.

Certaines personnes sont plus susceptibles que d'autres de passer d'une consommation récréative contrôlée d'alcool à une consommation excessive non contrôlée. Les troubles liés à la consommation excessive d'alcool surviennent à des moments très variables selon les individus. Certains vont vivre des ivresses répétées avec de longues interruptions sans devenir pour autant dépendants.

L'usage de l'alcool cause toutefois un problème. Un consommateur excessif peut évoluer vers la dépendance alcoolique. De nombreux symptômes vont alors apparaître dont des tremblements, des crampes, des signes d'anorexie et des troubles du comportement. Le consommateur est alors alcoolodépendant.

Les avantages attribués à la consommation quotidienne d'un verre de vin sont dus davantage à la présence du jus de raisin qu'à celle de l'alcool. Le raisin est un antioxydant très puissant qui contient des vitamines et des minéraux en quantité. Ses bienfaits sont revitalisants pour le corps.

Les drogues illégales comprennent entre autres le cannabis, la cocaïne, l'héroïne et l'ecstasy. L'ecstasy provient d'une nouvelle série de substances apparues avec l'évolution de la chimie. Elle fait partie des nouvelles drogues. Voyons son mode de fonctionnement pour mieux comprendre l'impact des drogues dans l'organisme.

Dans l'ecstasy, la molécule (MDMA) responsable des effets psychotropes a été synthétisée en 1912 dans un but militaire afin d'amplifier certains effets des amphétamines. L'ecstasy n'a jamais obtenu d'autorisation de mise sur le marché. On a ponctuellement utilisé la MDMA en psychiatrie en Californie et cette pratique a été rapidement interrompue en raison des dommages qu'elle causait. À partir des années 1970, cette drogue fut utilisée à des fins récréatives, lors de soirées et de *party rave*.

L'ecstasy se présente sous la forme de comprimés de couleurs et de formes variées, ornés d'un motif. La composition d'un comprimé offert comme étant de l'ecstasy est souvent incertaine et peut contenir d'autres substances : amphétamines, analgésiques, hallucinogènes, anabolisants. L'ecstasy peut également être coupé avec de la caféine, de l'amidon et même des détergents.

Les usagers de l'ecstasy recherchent la sensation d'énergie, de performance et la suppression de leurs inhibitions (les blocages, les défenses et les interdictions tombent). À l'effet de plaisir et d'excitation (être *ecstasié*) s'ajoute une sensation de liberté dans les relations avec les autres.

L'ecstasy provoque tout d'abord une légère anxiété, une augmentation de la tension artérielle, une accélération du rythme cardiaque et la contraction des muscles de la mâchoire ; la peau devient moite et la bouche sèche. Succède à cet état une légère euphorie. Le plaisir s'installe et s'accompagne d'une relaxation, d'une exacerbation des sens et d'une impression de comprendre et d'accepter les autres.

L'usage de l'ecstasy provoque une déshydratation de l'organisme, d'où la nécessité de maintenir une hydratation suffisante, surtout si le consommateur se trouve dans une ambiance surchauffée et fait un effort physique important. Quelques jours après l'absorption de cette drogue, l'usager peut ressentir des passages à vide qui provoquent parfois des états d'anxiété ou de dépression.

Une consommation régulière et fréquente amène un amaigrissement et un affaiblissement chez certains individus. L'humeur devient instable, entraînant parfois des comportements agressifs. Cette consommation peut révéler ou entraîner des troubles psychiques sévères et durables. En cas d'association avec d'autres substances, les risques sont accrus.

La consommation d'ecstasy est particulièrement dangereuse pour les personnes qui souffrent de troubles du rythme cardiaque, d'asthme, d'épilepsie, de problèmes rénaux, de diabète, d'asthénie (fatigue) et de problèmes psychologiques. Chez certains usagers, l'ecstasy peut provoquer une dépendance psychique. En ce qui concerne la dépendance physique, les opinions varient selon les experts.

Les travaux scientifiques mentionnent une dégénérescence possible des cellules nerveuses dont on ne sait pas si elle est réversible et qui peut entraîner à long terme des maladies dégénératives ou des troubles responsables d'une dépression. Nous ne le saurons que dans quelques années, lorsque la génération actuelle qui consomme cette substance aura atteint un âge où les dommages seront visibles. Il sera alors peut-être trop tard.

En plus des drogues illégales qui agissent sur le cerveau et le psychisme, il y a les drogues légalisées par la médecine. Ce sont les médicaments psychotropes.

Les médicaments psychotropes ou psychoactifs sont disponibles sur ordonnance. On les qualifie de psychotropes parce qu'ils agissent chimiquement sur le cerveau. Parmi ceux-ci, nous retrouvons les tranquillisants ou anxiolytiques, les somnifères ou hypnotiques et les antidépresseurs.

Les effets des médicaments psychoactifs diffèrent selon leur composition chimique, les doses administrées et la sensibilité individuelle du patient. Associer les médicaments à d'autres substances psychoactives comporte des dangers, d'autant que certaines interactions sont méconnues médicalement. Le mélange avec l'alcool, par exemple, peut augmenter les effets de chacune des substances absorbées.

Les tranquillisants sont prescrits pour apaiser les manifestations de l'angoisse ou de l'anxiété, pour leurs qualités sédatives et pour faciliter la relaxation musculaire. Ils peuvent entraîner des pertes de mémoire, une baisse de la vigilance, de la somnolence et une diminution des réflexes. Ces troubles rendent dangereuse la conduite d'un véhicule ou l'utilisation de machinerie.

Les somnifères sont destinés à provoquer et/ou maintenir le sommeil. La majorité de ces substances entraînent une dépendance physique et psychique. Tranquillisants et somnifères peuvent être prescrits temporairement sans conséquences graves pour la santé. Les problèmes surviennent lorsque la dépendance et l'accoutumance s'installent et nécessitent des doses de plus en plus fortes.

La qualité du sommeil provoqué par les somnifères est plutôt faible. Leur utilisation est bénéfique à court terme, mais dommageable à long terme, car elle ne règle pas la cause du problème. Au contraire, ces pilules pour dormir détruisent la merveilleuse mécanique du sommeil. L'important à retenir de ces produits chimiques, c'est qu'ils modifient de façon plus ou moins prononcée la structure naturelle du sommeil. Ils procurent ainsi un sommeil artificiel. Ce sommeil chimique est un faux sommeil, car même si l'on dort, ce sommeil n'est pas récupérateur. De plus, tout produit chimique est un poison pour l'organisme. Il altère la santé et les conséquences sont parfois plus dommageables que la cause à soigner. L'intoxication représente aussi un risque lors de la prise d'un médicament à long terme.

Utilisés ponctuellement, les somnifères sont un soutien apprécié pour provoquer le sommeil, même si celui-ci est de moindre qualité. Ils peuvent ainsi aider à franchir une étape émotionnelle difficile.

L'accoutumance (augmentation continue de la dose utilisée pour obtenir le même effet), la dépendance (le sommeil ne vient plus sans l'aide de ce produit) et l'insomnie de rebond (incapacité de dormir après l'arrêt du médicament) sont des raisons valables d'éviter la prise prolongée de somnifères. Si vous décidez de cesser l'utilisation du médicament, il est important de le faire graduellement afin de minimiser les symptômes de sevrage. À cet égard, un guide d'autotraitement a été conçu par le Dr Charles M. Morin, *Vaincre les ennemis du sommeil,* dans lequel est décrit un programme de sevrage pour les personnes dépendantes de l'usage des somnifères et qui souhaitent briser cette habitude[1].

Les antidépresseurs sont prescrits dans le traitement de la dépression ayant pour symptômes une diminution marquée de l'intérêt ou du plaisir à vivre, une agitation ou une apathie avec sensation de fatigue ou une perte d'énergie inexpliquée, un sentiment de dévalorisation ou de culpabilité excessive, une diminution de l'aptitude à penser et à se concentrer. Les antidépresseurs peuvent entraîner des effets indésirables, dont la perte de vigilance et la somnolence. Certains de ces médicaments modifient la qualité du sommeil en supprimant la phase de sommeil paradoxal responsable de la rénovation psychique.

Les effets des drogues

À l'intérieur du cerveau, les informations circulent sous forme d'activité électrique, appelée influx nerveux, et sous forme de substances chimiques, les neurotransmetteurs ou neuromédiateurs. Pour faciliter la compréhen-

1. Morin, Dr M. Charles, *Vaincre les ennemis du sommeil,* Éditions de l'Homme, Montréal, 1997.

sion de leur travail, nous allons les appeler les « messagers cérébraux », car ils envoient constamment des messages en provenance du cerveau vers chacun des organes dans le but de maintenir l'harmonie du corps.

Une substance psychoactive dont la structure moléculaire ressemble à celle d'une substance produite naturellement par l'organisme peut se fixer à la place de celle-ci sur les récepteurs spécifiques. Certaines drogues imitent les messagers cérébraux et donc se substituent à eux : la morphine, par exemple, s'installe dans les récepteurs à endorphine, et la nicotine, dans les récepteurs à acétylcholine. D'autres drogues augmentent la sécrétion d'un messager cérébral : la cocaïne augmente la présence de dopamine et l'ecstasy, celle de la sérotonine et de la dopamine[1].

Les substances psychotropes à risque de dépendance agissent sur un circuit du cerveau dont la fonction est de favoriser les fonctions vitales. Ce circuit est impliqué dans la récompense (plaisir cérébral) des comportements liés à la nutrition et à la reproduction de l'espèce. Il participe ainsi à la satisfaction de vivre. Les substances psychotropes sollicitent anormalement ce circuit naturel qui risque de causer un déséquilibre permanent. La toxicité potentielle des substances psychoactives, comme celle de tout médicament, est liée à la quantité consommée et cette toxicité est variable d'un produit à l'autre.

Existe-t-il un moyen de diminuer ou même d'éviter l'usage des drogues du cerveau ? Il semble que oui, car il y a maintenant de plus en plus de médecins et de psychiatres qui osent explorer des voies non conventionnelles en optant pour une approche plus globale. Parmi eux, le Dr David Servan-Schreiber en fait une démonstration éloquente dans son livre *Guérir le stress, l'anxiété et la dépression sans médicaments ni*

---

1. La majorité de ces informations proviennent du site Internet français *www.doctissimo.fr.*

psychanalyse[1]. En tant que chercheur et doté d'une longue expérience clinique, il offre ses connaissances et plusieurs méthodes d'une grande efficacité dans le traitement des maladies mentales. Son propos, appuyé par les dernières découvertes scientifiques, met en lumière le rôle du cerveau émotionnel.

Malgré le plaisir éphémère des drogues, la dégénérescence qui s'ensuit se paie très cher. Un cerveau abîmé ne remplit plus ses tâches et le reste de l'organisme en subit les conséquences. Toutes les fonctions internes dépendent de la bonne gestion cérébrale (température corporelle, défenses naturelles, circulation sanguine, respiration, digestion, élimination, etc.).

La vitalité de notre esprit dépend aussi des fonctions nobles du cerveau, dont la créativité, l'imagination active et l'esthétisme. L'abus de substances dangereuses est une sorte de suicide cérébral dont les effets apparaissent trop tard pour y remédier. « Le cerveau est certainement aussi sensible au contenu de l'alimentation que le cœur. Lorsque nous l'intoxiquons avec de l'alcool ou des drogues illégales, il souffre. Lorsque nous ne le nourrissons pas avec ses constituants essentiels, il souffre aussi. Il est vraiment étonnant qu'il ait fallu deux mille cinq cents ans pour que la science moderne en revienne à cette constatation, que toutes les médecines traditionnelles, qu'elles soient tibétaine ou chinoise, ayurvédique ou gréco-romaine, mettaient en avant dès leurs tout premiers écrits. Hippocrate disait : *Laisse ta nourriture être ton remède et ton remède ta nourriture*. C'était il y a deux mille quatre cents ans[2]. »

---

1. Servan-Schreiber, David, *Guérir le stress, l'anxiété et la dépression sans médicaments ni psychanalyse,* Éditions Robert Laffont, Paris, 2003.

2. Servan-Schreiber, David, *Guérir le stress, l'anxiété et la dépression sans médicaments ni psychanalyse,* Éditions Robert Laffont, 2003, p. 165.

Les habitudes saines ne peuvent s'acquérir que si l'on respecte notre rythme individuel de changement. « L'intellect continue d'alimenter une illusion de libération dans la consommation d'alcool et de tabac et un romantisme de la destruction. Le fait d'aimer les choses saines reste aujourd'hui encore suspecté de frilosité, de morosité. C'est méconnaître le plaisir et la liberté de vivre en amitié avec son corps et de trouver son intensité ailleurs que dans une souffrance constante avec l'une ou l'autre partie de son corps[1]. » Au fur et à mesure que notre conscience s'éveille aux joies de la vitalité, les comportements malsains disparaissent d'eux-mêmes.

Nos habitudes d'aujourd'hui déterminent nos expériences de demain. Pour vivre pleinement avec toutes nos facultés mentales et une vitalité croissante, soyons conscients de nos choix présents.

Solution : l'entretien quotidien

Quand on y regarde de plus près, on constate combien le corps est un chef-d'œuvre. Cependant, certaines habitudes malsaines risquent de détraquer cette merveille. Un entretien quotidien pourra éviter des pertes de vitalité et assurer un rendement maximal.

Dans le but de respecter l'extraordinaire machine humaine, nous pouvons prendre conscience des effets de nos choix et les modifier le cas échéant. Nos organes au service de la vie sont-ils traités en collaborateurs précieux ou en esclaves soumis aux caprices de nos désirs inconscients ? Comment de nouveaux comportements peuvent-ils améliorer notre vitalité ? Pourquoi la discipline alimentaire est-elle si importante ?

---

1. Salomon, Paule, *Corps vivant,* Éditions Albin Michel, Paris, 1983, p. 180.

Il existe une règle immuable dans la physiologie qui dit « *Utilise-le ou perds-le* ». En anglais, elle se présente ainsi « *Use it or loose it* ». En reprenant les fonctions de certains organes, voyons comment cette règle peut nous aider à maintenir un niveau d'énergie élevé. L'utilisation maximale de nos fonctions biologiques permet de conserver la jeunesse de nos organes.

La peau possède une souplesse naturelle. Si elle tend à s'assécher à la suite d'une mauvaise alimentation (manque de bonnes graisses) et une déshydratation chronique (manque d'eau), nous l'enduisons de crèmes qui camouflent ce problème. En agissant ainsi, nous ne faisons qu'empirer la situation. D'abord la crème va laisser penser aux cellules responsables de lubrifier la peau (glandes sébacées) qu'elles n'ont plus besoin de le faire, car quelqu'un d'autre le fait à leur place. La peau va donc perdre cette capacité. De plus, les crèmes et leurs nombreuses substances vont pénétrer dans l'organisme et créer une charge supplémentaire d'éléments à éliminer, ce qui représente de l'énergie gaspillée.

Une peau bien traitée est lavée, aérée et hydratée correctement grâce à un apport suffisant en eau et en bonnes graisses. Si elle manque de souplesse, l'application externe d'une huile naturelle peut améliorer son apparence. Un massage en douceur de temps en temps la rend aussi très souple.

Les muscles possèdent un potentiel de force qui ne demande qu'à être développé. Un muscle non utilisé perd ce pouvoir et devient de plus en plus faible. Lorsque la faiblesse s'empare de nous, notre niveau de vitalité s'en trouve directement affecté, car tout effort musculaire devient épuisant.

Un muscle bien traité est d'abord réchauffé par des exercices d'étirement effectués avant un entraînement physique. Puis, il est mis en action dans un environnement agréable et bien oxygéné. La marche rapide au grand air en admirant la nature demeure un exercice qui lui plaît tout particulièrement.

Le cerveau possède des neurones qui ne demandent qu'à être actifs. Tout comme les muscles, s'ils ne sont pas sollicités, ils vont s'atrophier et disparaître. Toute stimulation intellectuelle aide les neurones à rester en bonne forme : lecture, mots croisés, jeux d'échecs, etc. Des aliments riches en bons sucres pour l'énergie (fruits et légumes) et en bonnes graisses pour la lubrification (noix et huiles végétales) vont fournir les substances nécessaires à leur entretien.

Le cerveau donne son plein rendement lorsque ses cycles sont respectés. Une concentration continue de plusieurs heures sans pause ni détente l'épuise. Toute drogue est une menace dangereuse pour ses fonctions.

Un cerveau bien traité est oxygéné par l'exercice physique qui augmente la quantité d'oxygène en circulation. Il est bien lubrifié par les bonnes huiles dont les graisses oméga 3. Les neurones du cerveau sont stimulés par des lectures et des conversations intéressantes et détendu par des pauses régulières.

Le système digestif est un généreux travailleur qui s'occupe sans relâche de tous les aliments qu'on lui offre. Si ces aliments sont bien mastiqués, insalivés et liquéfiés, la digestion en sera facilitée et l'assimilation augmentée. Des repas sains sont d'autant plus appréciés que les réserves de vitamines et de minéraux seront toujours là pour pallier les périodes d'excès.

La souplesse de la peau, la force des muscles, la performance du cerveau et les prouesses du système digestif sont des atouts majeurs pour le maintien d'une bonne santé. En les aidant à rester autonomes, ce qui implique d'éviter les substances qui agissent à leur place, ou en éliminant les produits qui nuisent à leurs fonctions, nous augmentons notre niveau de vitalité.

Si nous traitons nos organes comme de simples esclaves au service de nos abus inconscients, ils nous enverront des messages sous forme de petits malaises d'abord : fatigue, crampes, ballonnements, flatulences, constipation, indigestions, hypertension, essoufflement, rhumes, grippes, etc. Puis, si ces conditions ne sont pas améliorées par des changements d'habitudes, des malaises plus graves apparaîtront : fatigue chronique, insuffisance cardiaque, diabète, cancer, accidents vasculaires cérébraux, etc.

En traitant dignement nos organes, ceux-ci seront des fournisseurs d'énergie et des collaborateurs de santé. L'harmonie régnera dans l'ensemble du corps afin que les émotions s'épanouissent dans la joie et que l'esprit se développe en sagesse et en créativité.

■

Témoignage personnel

Depuis plusieurs années, j'ai abandonné le café et l'alcool. Cependant, j'aime jouir de certains rituels qui les accompagnent, dont prendre une boisson chaude ou boire dans une coupe. Pour maintenir ces plaisirs, voici comment je les ai adaptés : le café ordinaire est remplacé par du café de céréales dont la couleur est semblable et la chaleur tout aussi bienfaisante ; du jus de raisin ou de l'eau minérale, que je bois dans un verre à pied comme le vin.

Puisque seul le contenu (et non le contenant) change, cela me permet de ne pas me sentir à part des personnes avec lesquelles je partage un heureux moment.

Avec les années, la perception de mon corps s'est modifiée. De simple véhicule pour expérimenter, il est devenu un temple pour ma conscience. Je le respecte de plus en plus et le remercie pour le travail interne qu'il accomplit de façon autonome.

BANQUE ÉNERGÉTIQUE

Pour maintenir un bilan positif dans notre compte énergétique, il est préférable de diminuer les actions dans la colonne des retraits, d'augmenter celles dans la colonne des dépôts et d'oser un investissement à long terme.

Retraits

- Appliquer des produits chimiques sur la peau
- Rester assis trop longtemps dans une journée
- • Boire de l'alcool de façon abusive
- Consommer des drogues
- Prendre des médicaments psychoactifs régulièrement

Dépôts

- Faire des exercices de musculation
- Manger des aliments riches en bonnes graisses
- Mastiquer adéquatement tous les aliments
- Connaître la physiologie du corps pour mieux le respecter
- Reconnaître les cycles du cerveau et faire des détentes régulières

Investissement à long terme

- Traiter nos organes comme des collaborateurs précieux

Deuxième partie

DE L'ÉNERGIE POUR L'ESPRIT

Chapitre 6

La détresse émotionnelle

De grandes pertes d'énergie sont aussi générées par la détresse émotionnelle. Les émotions font partie de la vie et la rendent soit agréable et excitante, soit triste et pénible.

Les émotions positives ensoleillent notre quotidien et nous donnent de l'énergie. La joie, l'amour et le plaisir sont des sentiments exaltants qui rendent l'existence agréable et stimulante. Un cœur heureux s'ouvre plus facilement aux autres. Notre conscience s'élève devant la beauté, la justice et le partage.

Les émotions négatives créent l'effet inverse. Elles abaissent notre niveau de vitalité. La peur, la colère, la peine, la frustration, la rancune, l'inquiétude et le ressentiment, pour n'en nommer que quelques-unes, sont des émotions qui agissent comme des voleurs d'énergie. Le combat intérieur qui fait rage ou le conflit émotionnel qui se joue sollicite une somme phénoménale d'énergie ayant pour conséquence une perte de dynamisme.

Un cœur malheureux a aussi tendance à se refermer. À cause de cette fermeture, l'énergie ne passe plus. Les sentiments négatifs accaparent toute l'attention et engendrent un état de faiblesse dans les autres dimensions de la psyché. Nous devenons généralement moins productifs au travail et moins chaleureux avec les autres.

Les différentes formes de détresse émotionnelle conduisent à une sorte d'impuissance qui nous empêche de réagir avec l'une ou l'autre des deux réactions normales au stress : le combat ou la fuite. Que ce soit un événement incontrôlable et non désiré ou une expérience voulue mais déstabilisante, certaines techniques permettront d'éviter une trop grande perte d'énergie. Notre vitalité est menacée par les expériences traumatisantes et l'environnement psychique dans lequel nous évoluons. Heureusement, une prise en charge est possible afin de maintenir un niveau émotif plus stable et une vitalité plus élevée.

Les expériences traumatisantes

La médecine sait maintenant que certains stress émotifs peuvent créer une réponse inadéquate lorsqu'une situation pénible est mal évaluée ou mal vécue. Ces stress émotionnels accélèrent le dépérissement et le vieillissement tout en vidant l'organisme de son énergie.

En effet, un stress négatif provoque des changements physiologiques qui détériorent le corps. On dit même que le stress est 10 fois plus dommageable à notre santé qu'une mauvaise alimentation. Il intoxique l'organisme en élevant le taux de sucre et de cholestérol dans le sang tout en déstabilisant l'équilibre hormonal. De plus, il diminue nos forces de défense. Les statistiques démontrent combien notre organisme devient vulnérable après un stress émotif. De nombreux cancers se développent à la suite d'un deuil, d'un divorce ou d'une perte d'emploi.

Lors d'événements incontrôlables, les pensées dites réactives, celles qui réagissent à un stimulus émotif, se mettent en marche sans même que nous en soyons conscients. Elles proviennent d'un conditionnement antérieur qui est généralement axé sur l'état de victime.

Ce conditionnement a tracé un sillon dans notre mental et dès qu'une situation négative se produit, la pensée automatique s'enclenche et vient appesantir le fardeau émotionnel et diminuer du même coup notre énergie.

En plus des traumatismes importants, comme le viol, une agression ou un accident grave, qui nécessitent l'aide d'un personnel hautement qualifié, la vie nous place parfois devant des expériences difficiles qui font cependant partie du parcours habituel : un divorce inattendu, la perte d'un être cher, une retraite mal vécue, etc.

Que ce soit un deuil insoutenable, une rupture amoureuse difficile ou une perte d'emploi dévastatrice, il est fréquent que des pensées destructrices viennent alourdir le fardeau émotionnel :

— *Ma peine d'amour m'empêche de vivre et de m'ouvrir à quelqu'un d'autre.*

— *Ce deuil est tellement souffrant que je ne pourrai plus jamais être heureux.*

— *Cet emploi perdu était toute ma vie, maintenant je ne suis plus rien.*

Les pensées réactives automatiques proviennent de croyances profondément ancrées dans notre mental. Certaines croyances sont bénéfiques pour affronter la vie avec courage et audace : *Qui ne risque rien n'a rien.* D'autres, de nature plus pessimiste, deviennent des entraves à notre évolution : *La vie n'est qu'une suite interminable de déceptions.* Si on n'y porte pas attention, une croyance devient un mode de pensée et influence directement nos états d'être. « Nos croyances produisent nos émotions. Si l'on veut changer celles-ci, on doit changer les pensées nocives qui les sous-tendent[1]. »

Une des façons les plus efficaces de neutraliser le cercle vicieux *émotion – pensée – perte d'énergie* est de

---

1. Fintz, Bernard, *La sagesse du corps*, Éditions Randin, 1999, p. 463.

devenir conscient au moment où l'émotion surgit afin de neutraliser le plus tôt possible le mode de pensée dévitalisant. Les symptômes d'une émotion négative sont généralement une boule dans l'estomac ou dans la gorge, un nœud dans le plexus solaire (chakra des émotions situé en bas du sternum) ou une fermeture du cœur (rejet de l'amour).

Pour devenir conscient du processus émotif en marche, on doit devenir présent à soi. « Écoutez vos symptômes, vos émotions et considérez-les comme des signaux d'alarme, comme les messagers d'un déséquilibre envoyés par votre corps physique ou psychique pour vous rappeler à des occupations plus importantes[1]. »

La meilleure façon de passer à travers une situation incontrôlable est de se donner du temps. Avec la patience, les corps blessés (corps émotionnel et mental) ont le temps de s'adapter au changement non désiré (deuil, séparation ou perte d'emploi). Au lieu de mettre l'accent sur les erreurs passées du genre : *J'aurais dû faire ceci ou cela*, ou *Pourquoi je n'ai pas dit ceci ou cela*, le dialogue intérieur doit permettre aux émotions de s'exprimer en mots afin d'en prendre soin ultérieurement.

Dans la détresse émotionnelle, les moments où la vie nous sort subitement de notre zone de confort, nous avons besoin d'exprimer nos états d'appréhension et de peur :

— *Ma peine d'amour est douloureuse et je me sens trahi.*

— *Mon deuil est difficile, j'ai juste envie de pleurer.*

— *La perte de cet emploi me déçoit atrocement et cela m'insécurise.*

Une fois nommées, les émotions sont prises en charge par notre capacité d'adaptation. Le temps

1. Crêve-Cœur, Jean-Jacques, *Le langage de la guérison*, Éditions Jouvence, 2000.

d'adaptation peut être court ou long, selon le degré de souffrance impliqué ou la profondeur de la blessure émotionnelle. Lorsque la peine ou le désarroi a eu tout le temps nécessaire pour se vivre, vient ensuite l'étape de l'ouverture au changement.

Pour accéder au changement souhaité, nous pouvons émettre un désir d'ouverture vers du nouveau. Cette ouverture peut alors conduire à la création de pensées qui, au lieu d'être réactives et négatives par conditionnement, seront constructives par choix. En voici des exemples :

— *Ma peine d'amour est douloureuse, mais cela crée un espace pour une prochaine relation plus harmonieuse.*

— *Mon deuil est difficile, mais le temps guérit tout, car la vie continue.*

— *La perte de cet emploi me désole, mais un nouveau travail pourra améliorer ma situation financière.*

C'est souvent à cette étape de l'ouverture aux solutions potentielles que la vitalité revient en force. L'énergie ainsi disponible nous soutient dans l'action nécessaire pour sortir de la torpeur passée. Un petit pas en attire un autre plus grand et, finalement, la lumière rejaillit après une sombre période de détresse.

L'ENVIRONNEMENT PSYCHIQUE

En plus des expériences traumatisantes qui génèrent une détresse émotionnelle, il y a l'environnement psychique qui peut générer l'anxiété et même la dépression. En déterminant les sources de peurs, d'insécurité et de déstabilisation, nous pouvons les affronter pour mieux les gérer.

Beaucoup d'éléments autour de nous sèment la peur de façon très insidieuse. Les médias et leurs mauvaises nouvelles nous laissent penser qu'à tout moment un malheur peut nous tomber dessus : un accident de voiture, une noyade, une agression, un vol. Même si le pourcentage qu'un tel événement se produise est faible, il est trop tard, l'effet de la peur a fait son œuvre. Nous osons de moins en moins vivre pleinement de peur qu'un malheur ne s'abatte sur nous.

Nourriture mentale

Une grande partie de la nourriture mentale provient de notre environnement sonore : les gens qui parlent autour de nous, la radio et la télévision. Si nous n'utilisons pas notre discernement, ces éléments peuvent être dévastateurs. Les critiques, les plaintes et le dénigrement des autres pénètrent dans notre mental et influencent nos propres pensées. Les jugements négatifs et les perceptions nourries par la peur polluent notre monde intérieur.

La radio, qui diffuse des nouvelles déprimantes et des chansons tristes, contribue bien souvent à assombrir davantage notre psychisme. Les incitations à la consommation par le biais des annonces publicitaires envahissent outrageusement nos pensées et créent artificiellement des besoins nouveaux.

Par la télévision, d'autres influences s'infiltrent subtilement. La peur est mise en images et nous envahit insidieusement. Si notre vie est prisonnière de la routine et de l'ennui, nous vivons par procuration celle des autres par le biais des téléromans. À force de regarder les images qui nous bombardent de leurs effets spéciaux, notre mental ne fait plus d'effort. Il se laisse passivement gaver et notre imagination s'atrophie comme un muscle inactif.

Au niveau visuel, la projection d'un film influence directement notre mental. Le jeu des images crée un impact puissant, les rôles des personnages auxquels on s'identifie, les émotions véhiculées laissent dans notre psychisme des traces parfois indélébiles. On n'a qu'à penser à un film d'horreur vu dans notre enfance, dont les images terrifiantes demeurent gravées dans notre mémoire, ou à un film d'amour poignant qui nous chavire encore le cœur.

Le pouvoir du cinéma est immense. Notre discernement doit l'être tout autant. Le cerveau ne fait pas de différence entre une situation réellement vécue ou une situation fortement imaginée. Même si le cinéma nous transporte dans un monde imaginaire, visuellement et émotionnellement, le corps répond comme si nous y vivions réellement. Il a été prouvé que notre système immunitaire réagit directement à nos humeurs et à nos émotions. La tristesse diminue nos défenses organiques et la joie les stimule. Ainsi, un film triste déprime, un autre dont le scénario nous laisse un goût amer abaisse notre niveau vibratoire. Un film d'horreur nourrit la peur et un film à forte intensité dramatique crée un stress négatif. En exerçant trop peu de vigilance sur notre choix de films, nous en payons physiquement et psychiquement le prix et c'est bien dommage. Alors que les bons choix, à la télévision comme au cinéma, apportent de nombreux bienfaits : un documentaire intéressant augmente notre culture et stimule l'esprit, une tragédie humaine touchante amplifie notre compassion, une histoire vécue nous enrichit de l'expérience humaine, une comédie joyeuse nous détend et rehausse le goût de vivre. Par leur contenu élevant et riche, ils constituent de précieuses vitamines pour notre psychisme.

La seule vraie peur qui est utile est celle que l'on ressent avec son corps et non avec sa tête. Lorsqu'un danger réel et imminent se présente, nos détecteurs intérieurs le captent et nous envoient des signaux clairs : le cœur bat la chamade, la transpiration augmente et l'adrénaline nous prépare à l'action. Les autres peurs en provenance des pensées qui anticipent le malheur ou l'échec sont de fausses peurs.

Les émotions sont aussi une source importante de peurs. Parmi les peurs d'origine émotive, on trouve la peur du rejet qui blesse le cœur, la peur du ridicule qui menace notre fierté, la peur de l'abandon qui affecte notre sécurité et la peur de l'inconnu qui détruit l'audace.

Même dans des circonstances heureuses, certaines peurs viennent atténuer le bonheur potentiel : la peur de la réussite nous oblige à plus d'autonomie, la peur du changement nous fait sortir de notre zone de confort, la peur de l'amour nous expose à l'engagement.

Si la peur nous paralyse, elle fait de grands dommages. Moins on bouge, moins on ose avancer car l'inconnu nous terrasse. Bouger veut dire explorer, changer et évoluer. Lorsque la peur met un frein à ces actions, la vie s'éteint peu à peu en nous. Sans cette vie qui palpite, nous devenons des automates. Sans défi, l'énergie se retire et nous végétons.

Devant la manifestation d'émotions instinctives comme celle d'étouffer sans raison dans un ascenseur, la logique perd tout son pouvoir car elle ne peut raisonner ce qui se passe. L'expérience relève du ressenti et non de la réflexion. Pour neutraliser l'anxiété et la peur, nous devons faire appel à des aptitudes de nature plus subtile que la raison. En apprenant à gérer nos émotions, nous pouvons transformer les épreuves en défis et les frustrations en occasions de connaissance de soi.

Solution : la gestion des émotions

Pour bien gérer notre vie, remplir nos obligations familiales et professionnelles, nous avons besoin d'un certain degré d'intelligence. C'est notre cerveau rationnel qui prend en charge les décisions en rapport avec la planification à court et à long terme de notre vie. L'intelligence étant constituée de l'ensemble des capacités mentales (concentration, réflexion, planification), elle permettra de prédire le succès d'un individu. Cette intelligence est mesurable par le QI, le « quotient intellectuel ».

Par contre, pour gérer la vie émotionnelle constituée d'une peur irraisonnée, d'une tristesse incontrôlable ou d'un manque de motivation, le cerveau rationnel ne peut pas intervenir de manière adéquate. Un autre type d'intelligence, appelée « l'intelligence émotionnelle », doit entrer en jeu.

L'intelligence émotionnelle est l'ensemble des capacités émotionnelles (compréhension et gestion des émotions) qui aident à réussir sa vie. Cette intelligence est mesurable par le QE, « quotient émotionnel ». Le terme « intelligence émotionnelle » a été inventé par des chercheurs américains et publicisé en 1997 par un journaliste scientifique, Daniel Goleman[1].

Parmi les fonctions reliées au quotient émotionnel, les chercheurs ont relevé les aptitudes suivantes : déterminer son état émotionnel, comprendre le déroulement naturel des émotions, raisonner et gérer ses émotions. Ces aptitudes sont en rapport avec la maîtrise de soi. Une personne peut avoir un QI très élevé et un QE faible. Cette composante peut la rendre antipathique à son entourage, car ayant peu conscience de ses propres émotions, elle reste insensible à celles des autres.

L'auteur du livre *Guérir le stress, l'anxiété et la dépression sans médicaments ni psychanalyse,* le psychiatre David Servan-Schreiber démontre l'importance d'une bonne gestion des émotions dans les situations de stress. « Les études cliniques suggèrent que 50 à 75 % de toutes les consultations chez le médecin sont

---

1. Goleman, Daniel, *L'intelligence émotionnelle,* Éditions Robert Laffont, Paris, 1997.

motivées avant tout par le stress, et que, en termes de mortalité, le stress est un facteur de risque plus grave que le tabac[1]. »

Riche d'une pratique de la médecine dans les grandes universités occidentales mais également auprès de médecins tibétains et de chamans amérindiens, Dr Servan-Schreiber fait état des manques de la médecine traditionnelle face à la détresse émotionnelle. « Le palmarès de la médecine occidentale est inégalé pour les maladies aiguës telles que la pneumonie, l'appendicite, et les fractures. Mais il est loin d'être exemplaire en ce qui concerne les maladies chroniques, y compris l'anxiété et la dépression[2]. » Grâce aux nombreux développements en neuroscience (science du cerveau), il fait des ponts entre le corps et l'esprit pour mieux aider les personnes sujettes aux dépressions et à l'épuisement.

Les neurologues savent maintenant que dans notre tête, nous avons deux cerveaux distincts : le cerveau rationnel et le cerveau émotionnel. Le cerveau rationnel se nomme le néocortex (nouvelle écorce) et le cerveau émotionnel est appelé le cerveau limbique. Le cerveau rationnel, ou cerveau cognitif, se situe dans l'enveloppe externe du cerveau. Il est responsable du langage et du raisonnement. Il fonctionne comme un ordinateur qui traite des milliards d'informations à la seconde. Le cerveau rationnel prend aussi en charge l'attention, la concentration et l'inhibition des impulsions et des instincts pour assurer un comportement social équilibré. Il assure l'exécution. On le nomme aussi cerveau cortical.

---

1. Servan-Schreiber, David, *Guérir le stress, l'anxiété et la dépression sans médicaments ni psychanalyse,* Éditions Robert Laffont, 2003, p. 18.

2. *Ibid.*, p. 16.

Le cerveau émotionnel, ou cerveau limbique, est impliqué dans la gestion des émotions et s'occupe du traitement de l'information en provenance des sens. Ce traitement se fait plus rapidement que dans la partie du cerveau rationnel et cette rapidité de réaction assure notre survie en cas de danger : combattre ou fuir grâce aux réactions corporelles intensifiées, dont l'augmentation du rythme cardiaque et de la force musculaire.

Il est important que nos deux cerveaux travaillent en harmonie et aillent dans la même direction. Ce que le cerveau rationnel pense par la logique et ce que le cerveau émotionnel ressent par l'intuition doivent se compléter. « C'est le résultat de cette interaction – coopération ou compétition – qui détermine ce que nous ressentons, notre apport au monde, et notre rapport aux autres. Les différentes formes de compétition nous rendent malheureux. À l'inverse, lorsque le cerveau émotionnel et le cerveau cognitif se complètent, l'un pour donner une direction à ce que nous voulons vivre (l'émotionnel), et l'autre pour nous faire avancer dans cette voie le plus intelligemment possible (le cognitif), nous ressentons une harmonie intérieure – un "Je suis là où je veux être dans ma vie" – qui sous-tend toutes les expériences durables de bien-être[1]. »

En plus de ces deux cerveaux distincts, les chercheurs ont aussi reconnu deux autres zones dans notre corps qui agissent intelligemment. C'est en élargissant la conception du cerveau que l'on peut mieux comprendre les liens émotifs : « Quand le cerveau émotionnel se dérègle, le cœur souffre et finit par s'épuiser. Mais la découverte la plus étonnante est que cette relation est à double sens. À chaque instant, l'équilibre de notre cœur influence notre cerveau. Certains cardiologues et neurologues vont même jusqu'à parler d'un "système

1. *Ibid.*, p. 40.

cœur-cerveau" indissociable[1]. » Il est fait mention également de cette connexion : « De fait, on sait depuis peu que l'intestin et le cœur ont leurs propres réseaux de quelques dizaines de milliers de neurones qui sont comme des "petits cerveaux" à l'intérieur du corps. Ces cerveaux locaux sont capables d'avoir leurs propres perceptions, de modifier leur comportement en fonction de celles-ci, et même de se transformer à la suite de leurs expériences, c'est-à-dire, d'une certaine manière, de former leurs propres souvenirs[2]. »

Ce n'est que depuis quelques années que certains médecins ont fait le rapprochement entre le ventre et les émotions. Le Dr Ghislain Devroede, chirurgien de renommée mondiale, dans son excellent livre *Ce que les maux de ventre disent de notre passé,* démontre une vision intégrée du ventre : « Les interactions entre les fonctions urinaires, sexuelles, reproductives et digestives sont innombrables et sous-estimées[3]. » Il mentionne que : « La fiabilité du corps est bien plus grande que celle de la parole. Le corps fonctionne déjà avant la parole, et le langage du corps est l'expression la plus archaïque de l'humain[4]. » Il démontre avec brio l'interdépendance du ventre avec la psyché et le passé.

Dans une direction semblable, Pierre Palardy, docteur en ostéopathie et diététicien, redonne au ventre son importance pour le maintien de notre vitalité. Ses expériences de thérapeute jumelées aux découvertes du Pr Mickael D. Gershon de New York, énonçant que le ventre est un autre cerveau, mettent notamment en évi-

---

1. Servan-Schreiber, David, *Guérir le stress, l'anxiété et la dépression sans médicaments ni psychanalyse,* Éditions Robert Laffont, 2003, p. 48.

2. *Ibid.,* p. 50.

3. Devroede, Ghislain, *Ce que les maux de ventre disent de notre passé,* Éditions Payot, 2002, p. 13.

4. *Ibid.,* p. 119.

dence l'importance de la respiration abdominale[1]. Il démontre entre autres une technique d'automassage abdominal qui a pour but de prendre conscience de cette région de notre corps qui emmagasine de nombreux traumatismes qui ont été ignorés ou refoulés dans le passé.

Puisque nous ressentons les émotions dans le corps, et non dans la tête, il est préférable de travailler avec le corps pour retrouver la vitalité perdue. Les thérapies corporelles sont des pratiques qui privilégient l'approche par le corps pour atteindre divers niveaux du psychisme. Parmi celles-ci, plusieurs ont fait leurs preuves depuis longtemps : la massothérapie, l'acupuncture et le yoga en sont des exemples très éloquents. Nous retrouvons aussi l'art-thérapie, la danse, le chant, la relaxation, la méditation, la thérapie comportementale, l'aquathérapie, le tai chi et plusieurs autres qui se font connaître de plus en plus auprès du public en général.

Pour retrouver notre vitalité, il n'en tient qu'à nous d'aller vers des ressources qui correspondent à notre type de personnalité. Le simple geste de faire les démarches nécessaires est souvent un déclencheur pour le début du mieux-être ou de la guérison souhaitée.

---

1. Palardy, Pierre, *Et si ça venait du ventre ?*, Éditions Robert Laffont, Paris, 2002.

■

Témoignage personnel

Depuis quelques années, j'ai découvert les vertus de la massothérapie. Ce qui m'apparaissait d'abord comme un luxe, car je n'y voyais que l'aspect détente, est devenu un moyen extraordinaire de prendre conscience des tensions nerveuses installées dans mon corps et de les déloger.

De façon plus fréquente, j'utilise la respiration abdominale pour diminuer le stress émotionnel généré par un trac soudain ou une peine difficile à gérer.

La pratique des affirmations quotidiennes fait partie de ma vie depuis de nombreuses années. Ces courtes phrases répétées plusieurs fois par jour m'ont aidée à vaincre des peurs nuisibles et à dépasser des limites dérangeantes. En voici un exemple : « J'invite l'Esprit à mettre de la lumière dans ma journée, de l'amour dans mes pensées, de la sagesse dans mes paroles et de la beauté dans mes gestes et mes écrits. »

BANQUE ÉNERGÉTIQUE

Pour maintenir un bilan positif dans notre compte énergétique, il est préférable de diminuer les actions dans la colonne des retraits, d'augmenter celles dans la colonne des dépôts et d'oser un investissement à long terme.

Retraits

- Nourrir des pensées d'angoisse
- Maintenir des sentiments de culpabilité
- Se laisser envahir par l'anxiété et les fausses peurs
- Avoir une anticipation négative du futur
- Maintenir des relations conflictuelles

Dépôts

- Pratiquer le yoga
- Recevoir un massage thérapeutique
- Faire confiance à son corps
- Respirer par le ventre
- Laisser exprimer sa créativité

Investissement à long terme

- Prendre l'habitude d'écouter son cœur avant sa tête

Chapitre 7

Les plaisirs quotidiens

En plus d'être prises en charge par le cerveau émotionnel, les pertes d'énergie occasionnées par le stress négatif peuvent être neutralisées en augmentant les sources de plaisirs quotidiens.

L'anxiété provient souvent du fait que l'on essaie de se concentrer sur plus d'une chose à la fois. Le mental tente de tout contrôler et panique devant l'immense tâche à accomplir. Comme il n'y a pas de temps à perdre, on a tendance à laisser tomber les petits plaisirs pour s'occuper uniquement des obligations, fréquemment source de déplaisir. Voilà l'erreur.

Une stratégie intéressante pour freiner la baisse de vitalité due au stress négatif qui représente un retrait important dans notre banque d'énergie est d'effectuer une série de petits dépôts afin de ne pas tomber en déficit.

Les petits bonheurs

Les dépôts d'énergie seront les plaisirs au quotidien, tous ces petits riens qui font du bien. Ils représentent des moments de bonheur disséminés ici et là. Au lieu de patienter une année entière pour jouir d'une seule période de vacances, il suffit de multiplier les instants de bien-être.

Le risque, dans le cas d'un événement unique pour se faire un grand plaisir comme un voyage, est d'y arriver trop épuisé pour en profiter pleinement et d'en diminuer la joie d'y être. De plus, si un malaise physique se pointe à cause du surmenage accumulé, nos vacances seront gâchées par cette entrave inattendue. Il arrive que la lassitude mentale nous empêche également de jouir pleinement du moment présent.

Qu'elles soient physiques, émotionnelles ou mentales, les joies quotidiennes proviennent de simples gestes divertissants que l'on prend le temps de savourer. En voici une liste sommaire :

— flâner au lit par simple plaisir ;

— prendre une douche prolongée ;

— marcher pieds nus dans l'herbe fraîche du matin ;

— regarder son émission favorite avec un bol de croustilles ;

— lire le journal ou un magazine en pyjama ;

— prendre le temps d'admirer les étoiles ;

— déguster une boisson chaude sur une terrasse ensoleillée ;

— s'acheter un bouquet de fleurs pour le plaisir des yeux ;

— dormir dans des draps fraîchement lavés ;

— prendre un bain aux chandelles ;

— se faire laver la tête avec un massage du cuir chevelu ;

— savourer un plein sac de maïs soufflé au cinéma ;

— exprimer sa gratitude à une personne aimée.

La condition préalable pour qu'un moment jouissif soit un dépôt d'énergie est l'état d'esprit dans lequel nous posons ce geste. Premièrement, on ne doit pas se sentir coupable. La moindre trace de culpabilité saboterait la joie du moment et deviendrait un retrait et non un dépôt dans la banque d'énergie.

Ensuite, l'état d'esprit comprendra un ou plusieurs de ces sentiments : la gaieté, l'excitation joyeuse, l'innocence, l'émerveillement et la spontanéité.

On se laisse guider par l'inspiration du moment : esquisser quelques pas de danse pour se dégourdir et sentir la sensualité de son corps, se précipiter sur un morceau de gâteau et le savourer à pleines dents, s'étendre spontanément sur le gazon et observer les nuages qui passent. Il est important de savourer ces moments en étant présent à chaque sensation de plaisir.

En plus de l'augmentation de la vitalité, il se produira un autre bienfait très appréciable : l'accroissement de l'estime de soi. Se faire plaisir est un signe d'une saine santé émotionnelle qui, à son tour, renforce la santé physique. « L'art du bonheur comporte quantité d'éléments. Cela implique une discipline intérieure, un processus graduel d'éradication des états mentaux destructeurs, afin de les remplacer par des dispositions d'esprit positives et constructives, telles que la gentillesse, la tolérance et l'indulgence[1]. » La gentillesse commence d'abord par soi. Il est donc important d'apprendre à se faire plaisir.

Plus les plaisirs quotidiens seront fréquents, plus on y prendra goût et ces petits bonheurs deviendront des habitudes. Le compte dans la banque d'énergie sera à la hausse. Lorsqu'un retrait dû à un stress négatif se présentera, il ne fera pas de grands dommages à notre niveau de vitalité.

L'habitude du bonheur est un conditionnement qui ne peut venir que de soi. Le bonheur au quotidien est une somme de minuscules plaisirs et de petites jouissances. L'effet cumulatif à long terme génère un inves-

---

1. Dalaï-lama et Cutler, Howard, *L'art du bonheur*, Éditions J'ai lu, Paris, p. 261.

tissement durable et maintient l'énergie à un niveau intéressant.

Une façon étonnamment simple d'accéder au bonheur est décrite avec beaucoup de justesse par Eckhart Tolle dans son livre *Le pouvoir du moment présent*. Il nous en démontre la procédure : « Dès que vous honorez le moment présent, tout malheur et tout combat disparaissent, et la vie se met à couler dans la joie et la facilité. Quand vous agissez en fonction de la conscience que vous avez du moment présent, tout ce que vous faites est imprégné d'une certaine qualité, d'un certain soin et d'un certain amour, même le plus simple des gestes[1]. »

En plus des petits bonheurs semés à tout instant, il y a les grandes joies qui illuminent notre vie.

Les grandes joies

Contrairement aux petits bonheurs qui se cultivent au quotidien, les grandes joies se planifient à long terme. Une des sources de grande joie est le dépassement personnel, l'accomplissement qui amène un état d'extase.

Le dépassement personnel peut se situer dans différentes zones de notre vie. Nous pouvons accomplir un exploit au niveau physique, émotionnel ou mental. Au niveau physique, un dépassement sportif apporte de grandes satisfactions. Il peut s'agir d'un sport en solitaire comme le jogging qui aboutit à la participation à un grand marathon. Pour une personne obèse depuis de nombreuses années, le dépassement peut être de retrouver un poids idéal et de s'y maintenir.

---

1. Tolle, Eckhart. *Le pouvoir du moment présent,* Éditions Ariane, 2000, p. 65.

Au niveau émotionnel, le grand bonheur peut provenir de la rencontre d'une âme sœur après une longue période de relations malheureuses. La patience et l'espoir ont permis d'accéder au bonheur d'une complicité harmonieuse.

Au niveau intellectuel, l'accomplissement peut résulter d'un retour aux études après cinquante ans et l'obtention d'un diplôme avec tous les honneurs. Dans la vie professionnelle, une promotion longtemps attendue peut ouvrir la porte à de nouveaux défis exaltants. Au niveau artistique, la patience et la persévérance peuvent conduire à la gloire par la reconnaissance de son talent. L'euphorie est à son comble car l'artiste peut enfin partager ses dons et ses compétences grâce à des œuvres appréciées.

Généralement, une grande joie est l'aboutissement d'une discipline assidue. Il peut s'agir d'un investissement de temps, d'énergie et d'audace qui mène à une réalisation gratifiante :

— économiser et acheter la maison de ses rêves ;

— suivre un cours de parachutisme et sauter à 3 000 mètres ;

— écrire des poèmes et les voir publiés par une grande maison d'édition ;

— apprendre une nouvelle langue et aller s'exercer à la parler dans le pays d'origine ;

— suivre une formation de conférencier et réussir à parler en public.

Les grandes joies représentent des dépôts importants dans notre banque énergétique. Ils aident à équilibrer les retraits causés par une période de noirceur ou une épreuve difficile.

Une autre façon d'expérimenter le plaisir est de mettre de la créativité dans son quotidien. Il suffit alors de planifier des moments créatifs.

En mode réflexe, nous agissons comme des automates, des individus conditionnés. Dans ces circonstances, la vie perd de son éclat. En mode créatif, nous agissons avec spontanéité et la vie devient palpitante. Dans cet état d'effervescence stimulante, notre vitalité augmente rapidement et peut atteindre des sommets exaltants.

L'humain possède une aptitude en relation avec sa nature divine, celle de créer. Il n'est pas nécessaire d'être un artiste pour créer, ni un concepteur ou un inventeur. Il suffit de mettre de la nouveauté dans son quotidien : une recette culinaire, un élément de décoration, un agencement de vêtements, un mot de remerciement, une histoire pour endormir les enfants, des paroles pour faire rire, une danse pour divertir, etc.

Là où la créativité trouve son apogée, c'est dans la capacité de mettre de l'harmonie dans tous les secteurs de notre vie. « La création est une fonction de l'intelligence. Le terme création suppose un quelconque changement qui, habituellement, est source de nouveautés... Désirant particulièrement créer notre santé, notre bonheur et notre épanouissement, nous chercherons à savoir comment la coordination entre l'esprit et le corps peut nous y acheminer[1]. » La créativité au service de notre bien-être est donc une démarche bénéfique qui occasionnera des dépôts importants dans notre banque énergétique.

Comment mettre la créativité au service de notre vitalité ? La réponse sera individuelle, car chacun doit d'abord déterminer la nature de ses besoins du moment :

— se lever chaque matin frais et dispos ;
— être plus énergique durant la matinée ;
— diminuer la somnolence après les repas ;

1. Chopra, Deepak, *Vivre la santé*, Éditions Stanké, Montréal, 1988, p. 215.

— éviter les baisses d'énergie en fin d'après-midi ;
— augmenter la concentration en soirée ;
— s'endormir avec facilité ;
— faire de beaux rêves.

Voici quelques suggestions qui pourraient améliorer la vitalité selon les habitudes de vie et le type de personnalité. Chacun doit adapter ces propositions selon ses affinités alimentaires (végétarien ou gros consommateur de viande) et ses besoins personnels de sommeil (couche-tôt ou couche-tard).

Pour se lever chaque matin frais et dispos :
— diminuer la quantité de sucre durant la journée ;
— manger moins de viande (trop long à digérer) au repas du soir ;
— éliminer la collation prise avant d'aller dormir (mobilise la digestion durant la nuit).

Pour être plus énergique durant la matinée :
— boire un grand verre d'eau au lever (rinçage interne) ;
— manger davantage d'aliments vivants au petit déjeuner (carburant de haute qualité) ;
— faire une marche au grand air avant d'entrer au travail (stimulant des fonctions corporelles).

Pour diminuer la somnolence après les repas :
— éviter les mauvaises combinaisons alimentaires (pas de féculent avec les protéines) ;
— éliminer les desserts (le sucre raffiné déséquilibre le taux de glycémie) ;
— diminuer l'alcool (un dépresseur).

Pour éviter les baisses d'énergie en fin d'après-midi :
— faire des pauses de cinq minutes régulièrement (détente cérébrale essentielle) ;
— s'accorder une sieste de 15 à 20 minutes (recharge rapide d'énergie) ;
— se permettre des bâillements bien faits (oxygénation du cerveau).

Pour augmenter la concentration en soirée :

— faire une détente après le repas du soir (efface une partie de la fatigue de la journée) ;

— faire une promenade au grand air (oxygénation de tout le corps) ;

— faire une activité ou un jeu qui génère du plaisir (change le rythme cérébral).

Pour s'endormir avec facilité :

— attendre que le train du sommeil passe (toutes les 90 à 120 minutes environ) ;

— lire un texte agréable ou écouter une musique apaisante (détente cérébrale) ;

— allongé sur le dos, faire une série de respirations abdominales (décontraction musculaire).

Pour faire de beaux rêves :

— avoir la certitude que la nuit porte conseil (lâcher prise sur les préoccupations) ;

— induire un rêve-solution en le notant par écrit (le cerveau créatif est visuel) ;

— méditer quelques minutes avant de s'endormir (élever la conscience).

À partir de ces suggestions, chacun peut se concocter des formules pratiques pour améliorer son énergie. Si les idées manquent durant le jour, un rêve peut apporter des idées originales, une perspective nouvelle ou une inspiration innovatrice[1].

Grâce à la créativité mentale, nous pouvons travailler à améliorer les pensées positives. Pour une personne de nature plus pessimiste, cela demande une discipline personnelle assez rigoureuse. En période de manque par exemple, la nécessité de changer d'abord son point de vue est essentielle. Une vision négative risque d'entretenir la situation problématique alors qu'une perception positive provoque une ouverture vers des solutions

1. Langevin, Brigitte, *Rêves et créativité,* Les Éditions le Dauphin Blanc, Loretteville, 2003.

potentielles. Voici des exemples de changement de vision à partir d'un manque :

— manque d'argent : une opportunité d'utiliser sa créativité pour générer une nouvelle source de revenus ;

— manque de temps : une occasion de refaire ses priorités et d'éliminer des activités ennuyeuses ou désagréables ;

— manque d'amour : du temps disponible pour se donner de l'amour à soi, pour se gâter, pour se dorloter ;

— manque de motivation : une période idéale pour trouver une nouvelle mission personnelle.

Un changement de perception des circonstances difficiles permet de devenir *la cause* au lieu de rester *l'effet* de la situation. En devenant la cause, nous reprenons notre pouvoir personnel et des solutions apparaissent à l'horizon. Tant que nous sommes l'effet, ce sont les autres ou les événements de la vie qui ont un pouvoir sur nous.

En étant la cause, nous pouvons voir dans les défis de la vie des occasions uniques de développer des qualités comme l'audace, l'affirmation de soi, la souplesse, la tolérance, le courage, la persévérance, la patience ou la détermination.

Notre mental a aussi besoin de conversations stimulantes pour maintenir son niveau énergétique élevé. Nombre de relations personnelles empoisonnent nos pensées par du ressentiment, de la colère ou de la haine. Il devient alors urgent d'utiliser notre discernement pour faire un nettoyage dans ces relations toxiques. En partant du principe qu'on ne peut pas plaire à tout le monde, il est parfois inutile de tenter d'harmoniser certaines relations. L'éloignement semble souvent la solution idéale.

Le ménage relationnel étant effectué, on constate alors combien l'harmonie qui règne enfin génère des conversations intéressantes et stimulantes. De ces échanges dynamisants, on ressort grandi, encouragé ou enthousiasmé. Les partages d'idées nourrissent à un niveau plus profond au lieu de se maintenir dans la superficialité.

Le choix des lectures est aussi une nécessité capitale pour un mental en forme. Par des lectures enrichissantes, nous faisons le plein de vitamines intellectuelles. Un roman à l'eau de rose de temps en temps agit comme un apéritif, cela ne nourrit pas. Un livre qui traite d'un sujet qui nous passionne, un guide pratique qui nous donne des outils supplémentaires ou un livre philosophique qui apporte une nouvelle vision de la vie sont des cadeaux pour l'esprit.

En plus des conversations stimulantes, des lectures élevantes et des films nourrissants, il reste les pensées conditionnées, celles qui apparaissent par habitude. Si ces pensées sont plaisantes et utiles, tout va bien pour le mental qui se maintient en bonne forme. Généralement, ces pensées proviennent d'un parent, d'un ami ou d'un professeur qui les a prononcées régulièrement. Tel un mantra, ces paroles font partie de notre psyché et jaillissent à tout moment. En voici des exemples :

— la vie est pleine de bonnes surprises ;
— les défis stimulent le courage ;
— dans l'inconnu tout est possible ;
— derrière les nuages, le soleil brille pour tous ;
— les changements sont toujours pour le mieux.

Cependant, si les pensées conditionnées sont nocives et déprimantes, elles vont saboter notre énergie et détruire nos espoirs. Il est important de les repérer afin de les transformer avant qu'elles n'empoisonnent notre vie. En voici quelques exemples : un malheur en attire toujours un autre ; il faut travailler à la sueur de son front ; la vie ne fait jamais de cadeau. Ces croyances sont très polluantes pour le mental.

Comme on a vu que le cerveau fonctionne avec des connexions neuronales (prolongements des neurones), à cause de la loi du moindre effort, l'influx nerveux passe d'abord par les chemins déjà tracés. C'est pourquoi une pensée conditionnée se manifeste plus facilement qu'une pensée créatrice qui se construit à partir d'un effort volontaire.

Pour neutraliser une pensée toxique qui nuit à notre bien-être, il faut recréer une nouvelle pensée qui va dans la direction opposée. C'est là que les affirmations quotidiennes vont jouer un grand rôle. Une affirmation est une courte phrase qui énonce une idée, un principe ou un état que nous désirons réaliser. Cet énoncé doit être affirmatif et positif. Il faut éviter les phrases du genre : *je ne veux plus avoir peur de l'inconnu,* mais plutôt affirmer : *je suis de plus en plus à l'aise dans l'inconnu.*

La méthode consiste à repérer d'abord la peur, la faiblesse ou l'attitude négative qui a tendance à resurgir sans crier gare. Nous devons ensuite reformuler une nouvelle pensée qui se dirige dans le sens inverse :

— Je manque de temps
— J'ai tout le temps qu'il me faut pour tout faire
— Je manque d'argent
— L'argent me vient facilement et abondamment
— J'ai peur de me tromper
— Mes décisions sont inspirées par mon intuition qui est toujours juste
— Je panique devant l'avenir incertain
— L'avenir s'annonce de mieux en mieux
— J'ai peur de tomber malade
— Ma santé m'appartient et j'en prends soin

Pour qu'une affirmation quotidienne soit efficace et porte ses fruits, il faut la répéter le plus souvent possible ou l'écrire quinze fois par jour. Par la répétition mentale, l'affirmation crée un sillon profond que la nouvelle pensée conditionnée va emprunter sans effort. Par la méthode écrite, le cerveau droit, qui est visuel, va l'enregistrer à un autre niveau qui favorise la manifestation de cet énoncé. La persévérance et la confiance sont deux ingrédients essentiels à la réussite de notre démarche.

Tout comme notre corps physique, le corps mental a besoin de nourriture pour rester en vie. La qualité de cette nourriture sera déterminante sur notre santé psychique. Une façon de débuter la journée avec des nutriments intellectuels de qualité est de répéter les affirmations quotidiennes chaque matin avant de sortir du lit. Ce rituel constitue notre petit déjeuner mental et améliore notre bien-être émotionnel et mental.

Voici l'exemple d'une affirmation qui associe trois éléments en même temps :

J'ai tout le temps dont j'ai besoin pour faire tout ce que j'ai à faire.

J'ai tout l'argent dont j'ai besoin pour faire tout ce que j'aime faire.

J'ai tout l'amour dont j'ai besoin pour être tout ce que je dois être.

Que ce soit par les petits bonheurs quotidiens ou les grandes joies occasionnelles, notre niveau de vitalité émotionnelle sera à la hausse grâce à ces dépôts énergétiques. Les moments créatifs aident à maintenir une bonne gestion de notre potentiel intuitif. La discipline personnelle et l'ouverture aux cadeaux de la vie assurent aussi des rentrées d'énergie régulières.

■

Témoignage personnel

Les petits bonheurs qui me comblent le plus se vivent dans mon foyer. L'été, je savoure des gestes aussi simples que de prendre une douche rafraîchissante après l'entraînement physique, de m'asseoir sous un arbre pour méditer et de nager dans un lac. L'hiver, j'adore regarder mon émission de télévision préférée emmitouflée dans une couverture, prendre un bain très chaud après une journée glaciale à l'extérieur. Toute l'année, je me permets aussi une heure de lecture quotidienne et une marche active au grand air.

Parmi mes plus grands accomplissements, sources de grands plaisirs, et qui ont exigé des efforts soutenus ou beaucoup de courage, il y a eu les 24 sauts en parachute que j'ai exécutés en 1984, la série de conférences que j'ai données pendant trois ans dans les prisons québécoises, la publication de mon premier livre en 1994, la conférence au Salon du livre de Paris en 1998 et l'organisation du premier *Colloque annuel Sommeil et Rêves* en 2002.

Pour ce qui est des moments créatifs, je suis une adepte des détentes où le cerveau intuitif prend la relève du cerveau rationnel. Je me permets des pauses toutes les deux heures et une sieste quotidienne, autant pour la régénération physique que pour l'inspiration.

BANQUE ÉNERGÉTIQUE

Pour maintenir un bilan positif dans notre compte énergétique, il est préférable de diminuer les actions dans la colonne des retraits, d'augmenter celles dans la colonne des dépôts et d'oser un investissement à long terme.

Retraits

- Nourrir des pensées d'angoisse
- Maintenir des sentiments de culpabilité
- Se laisser envahir par les doutes et les peurs
- Avoir une anticipation négative du futur
- Maintenir des relations conflictuelles

Dépôts

- Combler ses besoins
- Prendre du temps pour soi
- Pratiquer des affirmations positives
- Se gâter par de nombreux petits plaisirs
- Relever un grand défi qui augmente l'estime personnelle

Investissement à long terme

- Prendre l'habitude du bonheur

Chapitre 8

La mission stimulante

En plus de la détresse émotionnelle qui dévitalise, nous pouvons subir des baisses d'énergie en période de lassitude et de démotivation. La vie devient routinière, ennuyeuse et parfois même assommante. Généralement, dans ces conditions, nous ne faisons plus d'efforts pour améliorer la situation par manque d'entrain. Une partie de nous sait ce qu'elle veut et une autre a démissionné par manque de stimulation. « Or il est essentiel de savoir si le cerveau émotionnel pousse dans une direction autre que celle que l'on a choisie rationnellement. Si c'est le cas, il faut s'efforcer de le rassurer sur d'autres plans pour que cela ne conduise pas à un conflit avec le cerveau cognitif, au sabotage de nos capacités de réflexion et, au bout du compte, au chaos physiologique et à sa conséquence ultime, la déperdition chronique d'énergie[1]. »

Ces moments, plus ou moins longs, où nous cessons d'investir dans notre bien-être intérieur, déteignent parfois sur notre vie extérieure. Par ennui chronique, nous voici en état d'anémie spirituelle qui peut avoir pour cause un éloignement de notre mission personnelle.

---

1. Servan-Schreiber, David, *Guérir le stress, l'anxiété et la dépression sans médicaments ni psychanalyse,* Éditions Robert Laffont, 2003, p. 72.

En plus des nombreux rôles que nous assumons dans notre vie extérieure (parent, ami, collègue, patron, etc.), il existe au plus profond de nous une aspiration noble, celle d'apporter notre contribution unique à l'humanité. Cette collaboration au bien-être des autres s'exprime par nos talents individuels. La motivation qui la nourrit n'est pas issue de l'ego, la partie en nous qui souhaite se faire remarquer, mais provient de l'âme, celle qui désire servir.

L'EGO ET L'ÂME

Deux instances existent en chacun de nous : l'ego et l'âme. L'ego est la composante mortelle qui se nourrit de désirs incessants. L'âme est la composante immortelle qui s'abreuve d'aspirations élevées. L'ego est limité et l'âme est illimitée.

L'âme, la partie invincible et immortelle, constitue l'essence véritable de notre être. Elle vit dans le moment présent et se réjouit de tout ce qu'elle peut apprendre de la vie. Elle se définit par *l'être* et non *l'avoir*. L'intérêt principal de l'âme est la croissance : vivre pour expérimenter puisqu'elle est ici pour grandir en sagesse, en amour et en liberté.

À cause de notre éducation axée sur l'acquisition de biens matériels et de reconnaissance extérieure, l'ego occupe beaucoup de place dans la psyché humaine. Tel un enfant toujours insatisfait, il réclame sans cesse. Les désirs jouent un rôle important pour l'ego. Tout est analysé en fonction de ce qu'il aime ou n'aime pas. L'ego a aussi peur de perdre ce qu'il possède. Il devient aisément esclave de l'attachement.

L'âme occupe parfois peu de place dans notre vie intérieure, car sa nature n'est pas valorisée. Dans ces conditions, elle se contente d'observer sans intervenir, jusqu'au jour où une épreuve difficile nous oblige à faire appel à ses qualités divines dont le pardon, le détachement, la force intérieure, l'amour et l'audace.

L'ego est victime des circonstances extérieures et se complaît dans cet état qui lui permet de recevoir toute l'attention dont il a besoin. L'âme se responsabilise devant les contrariétés de la vie et met tout en son pouvoir pour éviter la répétition d'expériences malheureuses.

L'ego aime la routine et craint le nouveau, car l'inconnu le déstabilise. En perdant ses repères habituels, il panique aisément. L'âme est à l'aise dans l'inconnu et l'incertitude. Elle adore les défis qui stimulent son potentiel créatif. L'âme est ici pour agir, pour devenir *cause* et non être *effet* des circonstances extérieures. Elle a une mission qui correspond au sens de la vie qu'elle s'est choisie.

Le sens de la vie

Pour jouer le jeu de la vie avec davantage de joie et de vitalité, il faut trouver un sens à sa vie. En prenant conscience de notre mission personnelle, nous donnons une direction concrète à nos actions. Le manque de direction nous maintient dans une inertie accablante. Si nous ne jouons pas consciemment au jeu de la vie, ce sera la vie qui se jouera de nous.

Pour choisir une destination stimulante, il nous faut une vision à long terme, un objectif captivant. Sans ambition ni but à atteindre, la vie perd son sens. Nous sommes alors des automates portés par le mouvement de la masse. Métro-boulot-dodo devient la rengaine du quotidien.

L'ego a besoin de satisfaction dans l'immédiat, alors que l'âme est patiente, elle ne se presse jamais. Elle connaît sa mission et c'est par la vision intérieure que nous la pressentons. En ayant une idée de notre vocation dans cette vie, nous devenons un acteur conscient qui assume son rôle. Que ce soit la mère de famille comblée par son rôle d'éducatrice, l'avocat satisfait de sa fonction de défenseur, ou l'artiste heureux de sa vocation de créateur, chacun peut atteindre un épanouissement serein tout en accomplissant les multiples tâches du quotidien. La routine apparente et les embûches occasionnelles n'éteignent pas le feu sacré qui les habite.

Pour donner un sens à notre vie, nous pouvons observer les personnes qui nous inspirent, les actions qui nous stimulent ou les idéaux qui nous élèvent. Ils sont une piste pour entreprendre un choix de carrière, une vocation de vie ou tout simplement un état d'être[1].

En adoptant un état d'être, nous élargissons notre vision de la mission personnelle. Voici des exemples d'affirmations servant à nommer un état d'être particulier :

— je suis une femme heureuse de vivre ;
— je suis un homme engagé dans l'action ;
— je suis une personne généreuse et disponible ;
— je suis une femme qui communique facilement ;
— je suis un artiste prolifique ;
— je suis un partenaire d'affaires honnête et intègre ;
— je suis un conjoint attentionné.

Lorsque nous connaissons notre raison d'être, nous augmentons notre énergie car notre vie a un sens. Nous sommes alors motivés à actualiser un état d'être choisi et à atteindre un niveau de bien-être de plus en plus élevé. Par nos choix individuels, nous sortons du conditionnement de la masse qui généralement réduit au minimum l'ambition de la vie.

Puisque nos choix originent davantage de l'intérieur et sont en relation avec notre essence profonde, il est plus facile de maintenir cette direction car les circonstances extérieures ont peu d'influence sur ce qui vient du dedans. Une personne qui se perçoit comme un être

1. Gratton, Nicole, *Découvrez votre mission personnelle*, Les Éditions Un monde différent, Saint-Hubert, 1999.

généreux pourra continuer de donner même si elle ne possède plus d'argent : elle peut toujours offrir son temps, son écoute, ses conseils, sa bonne humeur, son amitié, etc.

En attribuant un sens « qualitatif » et non « quantitatif » à notre vie, nous solidifions la base sur laquelle nous pouvons ensuite accomplir notre mission personnelle, avec nos talents jumelés à une passion stimulante.

Pour accomplir notre mission personnelle, nous avons besoin d'un plan d'action. Cet échéancier nous aidera à atteindre graduellement les objectifs les plus audacieux vers les sommets les plus élevés.

Solution : le plan d'action

Grâce aux aptitudes du corps mental et à son sens de la planification, nous pouvons établir un plan d'action à court et à long terme dans le but d'accomplir notre mission personnelle. Pour y arriver, nous devons d'abord être très alerte sur le contenu de ce qui se dit dans notre tête. Le doute et le dénigrement peuvent nourrir une anxiété qui risque de diminuer nos forces psychiques.

Le dialogue intérieur doit rehausser notre potentiel divin et non alimenter nos faiblesses humaines. Un mental trop bavard peut saboter l'intuition qui sait nous conduire vers l'éclosion de notre potentiel.

Si nous pouvions entendre l'âme exprimer son point de vue devant les désarrois émotifs et les questionnements intellectuels, nous serions peut-être surpris du détachement qu'elle éprouve. Pour l'âme, rien ne lui appartient, elle ne fait que passer. Les objets convoités, les personnes désirées et les idéaux revendiqués ne sont que des accessoires sur la grande scène de la vie. Sur cette scène animée, l'âme joue différents rôles pour atteindre l'éveil, celui de son potentiel divin.

Un plan d'action est particulièrement utile dans notre vie professionnelle. Un travail qui ne satisfait pas notre vision à long terme peut générer un stress négatif malsain. De nombreuses études menées dans divers centres de recherche démontrent que l'on vit plus longtemps et en meilleure santé lorsqu'on aime son travail. Puisque le tiers de notre vie est généralement consacré à l'aspect professionnel, si celui-ci n'apporte aucune satisfaction, les autres secteurs de notre vie en seront affectés. « Les gens qui se sentent utiles ne dépérissent pas. Satisfaits d'eux-mêmes, ils sont prêts à contribuer à la prospérité du travail collectif[1]. »

On peut supporter n'importe quelle situation si on sait qu'elle est temporaire ou transitoire. Sinon, sans espoir de changement, l'inconfort du moment peut devenir chronique et occasionner une grande perte d'énergie.

Dans le cas d'un malaise existentiel, le secret réside dans l'art de se distancier pour avoir une vision élargie de la situation. « Rassembler son attention à l'intérieur de soi-même est un moment essentiel de la vie. Être entièrement présent à ce qui se passe, dans notre corps et dans notre esprit. Ce moment nous permet d'entrer dans la détente, de prendre en quelque sorte de la distance par rapport à notre histoire, de lutter contre les effets négatifs de tous les jours, de ne pas se laisser envahir par des pensées anticipatoires perturbantes et d'utiliser au mieux sa disponibilité présente, ses facultés psychologiques et sociales et surtout d'user de sa liberté[2]. »

Notre plan d'action doit comporter trois éléments : reconnaître nos talents, découvrir une passion et passer à l'action. En agissant par étapes, graduellement et sans

---

1. Chopra, Deepak, *Vivre la santé*, Éditions Stanké, Montréal, 1988, p. 150.

2. Fintz, Bernard, *La sagesse du corps*, Éditions Randin, 1999, p. 88.

empressement, le parcours nous paraîtra plus simple et plus réalisable. Nous ne pouvons pas partir en voyage si nous ne connaissons pas d'abord la destination.

Commençons par l'identification de nos talents. Avons-nous des habiletés manuelles ou intellectuelles ? Dans quel secteur sommes-nous compétents : l'art culinaire, la décoration, la mécanique, la communication, la vente, l'écriture, l'enseignement, la supervision, la gestion ? Dans quel environnement sommes-nous à l'aise : dans un bureau, dans un magasin, dans la nature, dans la maison ?

Dès que nous connaissons nos talents et les conditions idéales pour les mettre en valeur, il y a généralement une passion qui s'y rattache. En art culinaire, ce pourrait être une passion pour les germinations ou l'utilisation variée des courges ; en décoration, on pourrait être passionné par les papiers peints ou les meubles anciens ; dans l'enseignement, il pourrait s'agir de biologie ou de mécanique.

Pour faire vivre la passion qui nous habite, il suffit de la nourrir. Par des lectures, des activités connexes ou en compagnie de gens passionnés par le même thème, nous maintenons notre intérêt et augmentons nos connaissances. Cet engagement à entretenir le feu sacré nous permet d'amorcer un nouveau cycle qui nous conduit vers l'actualisation de notre mission. Généralement, une série de synchronicités se met alors en place pour garder vivante notre passion.

La troisième étape de notre plan d'action consiste à agir concrètement. Des petits gestes d'abord, puis des démarches plus élaborées exigeant davantage d'implication seront un gage de réussite. Du simple appel téléphonique pour recevoir la documentation sur un cours au contrat officiel résultant d'un engagement, il y aura de nombreuses actions à poser. L'important est d'y aller à notre rythme tout en respectant nos objectifs au fur et à mesure de leur réalisation.

La vitalité physique est importante pour assumer nos responsabilités. La vitalité émotionnelle est stimulante pour jouir de la vie. La vitalité mentale est gratifiante pour favoriser la communication de nos pensées. La vitalité spirituelle est édifiante pour atteindre la réalisation de soi.

Pour actualiser davantage notre nature divine, l'âme, il faut y mettre de la discipline. Pour créer des conditions de vie à la hauteur de nos attentes les plus audacieuses et les plus nobles, nous devons puiser à l'intérieur l'inspiration nécessaire. Une méthode efficace pour y parvenir est la méditation.

■

Témoignage personnel

Lorsque j'étais jeune, je m'amusais à jouer à la maîtresse d'école. Plus tard, fascinée par la biologie et la santé, je me suis dirigée vers la carrière de technologue en médecine nucléaire, un travail qui m'a comblée pendant une vingtaine d'années.

Ce n'est qu'à quarante ans que j'ai réorienté ma vie vers l'enseignement. Engagée à aider mes semblables, j'ai jumelé mon sens du contact à ma passion des rêves pour enseigner l'art de rêver.

Par la suite, l'engagement à écrire un premier livre m'a obligée à une discipline régulière qui m'a permis d'écrire ce douzième livre. Sous forme de conférences, d'ateliers ou de consultations, la mission d'enseigner demeure ma raison d'être, celle que j'avais reconnue durant mon enfance.

BANQUE ÉNERGÉTIQUE

Pour maintenir un bilan positif dans notre compte énergétique, il est préférable de diminuer les actions dans la colonne des retraits, d'augmenter celles dans la colonne des dépôts et d'oser un investissement à long terme.

Retraits

- S'ennuyer au travail
- Manquer d'activités passionnantes
- Tenter de combler tous les désirs matériels
- Se laisser envahir par la peur de l'inconnu
- Supporter trop d'obligations qui ne génèrent aucun plaisir

Dépôts

- Oser des changements
- Donner un sens à sa vie
- Fréquenter des gens passionnés
- Avoir des objectifs stimulants
- Être engagé dans une cause noble

Investissement à long terme

- Connaître sa raison d'être et ne jamais la perdre de vue

Chapitre 9

La méditation inspirante

Beaucoup de fausses croyances sont encore présentes dans l'esprit des gens concernant la méditation. Certains pensent que méditer exige beaucoup de concentration et un contrôle constant de la pensée. D'autres se disent incapables de méditer parce qu'ils ne peuvent faire le vide intérieur. Certains sont convaincus que la méditation est réservée à une petite élite ayant un style de vie particulier qui exige l'isolement et des privations.

En réalité, tout acte de recueillement durant lequel la pensée se tourne vers l'intérieur est une forme de méditation. Dans cet ordre d'idées, la prière, la contemplation ou même la visualisation pourraient être des façons de méditer. L'ascétisme n'est donc pas nécessaire pour devenir un adepte de la méditation. Quelques instants de recueillement chaque jour apportent les bienfaits de l'écoute intérieure.

Dans notre mode de pensée occidental, la prière est commune à nos traditions religieuses. On relie davantage la prière à l'acte de demander quelque chose à Dieu. On prie pour se faire exaucer une demande, on prie pour les autres, on prie pour sauver la planète. La prière prend davantage la couleur d'une imploration, d'une requête dans le but de satisfaire un besoin :

— la mère prie pour son enfant ;

— le malade prie pour sa guérison ;
— l'étudiant prie pour réussir ses études ;
— l'athlète prie pour gagner sa compétition ;
— la personne solitaire prie pour rencontrer l'âme sœur.

Lorsque la prière se rapproche de la méditation, elle va plus loin que la demande. Elle s'ouvre alors à une réalité plus vaste. L'intention devient noble et la responsabilité personnelle augmente :

— la mère perçoit la protection autour de son enfant ;
— le malade contacte son pouvoir de guérison ;
— l'étudiant améliore sa concentration pour réussir ses études ;
— l'athlète augmente son énergie pour gagner ;
— la personne solitaire embellit son intérieur pour rencontrer l'âme sœur.

Par ces exemples, nous pouvons entrevoir les multiples fonctions de l'intériorisation qui peuvent se résumer à élever notre niveau de conscience. De façon pratique, comment peut-on hausser notre niveau de perception ? En prenant conscience de :

— la pertinence de notre demande ;
— la cause de nos actions ;
— la conséquence de nos choix ;
— la noblesse de notre intention ;
— le degré de compassion dans nos pensées.

Avec l'intention juste, le recueillement nous permet de nous unir à autre chose de plus grand que soi. « La prière, comme la méditation, peut conduire à une expérience de transformation intérieure, où notre connexion avec le divin induit un état extatique durant lequel nous ne faisons qu'un avec la totalité de l'univers[1]. » Peu importe le terme employé, prière, contemplation ou méditation, rappelons-nous que faire silence et se mettre

1. Redfield, James, *La vision des Andes,* Éditions Robert Laffont, 1998, p. 109.

à l'écoute de la petite voix intérieure, ce chuchotement de l'âme, est le but visé. Ce moment est sacré car il représente un instant divin.

LES INGRÉDIENTS DE LA MÉDITATION

Méditer, c'est l'art de faire silence pour établir un contact privilégié avec le divin. La méditation implique de prendre les dispositions pour se mettre en état de réceptivité afin d'accueillir quelque chose de nature invisible et intemporelle puisque ce quelque chose provient de la dimension spirituelle. « Le dalaï-lama a constamment souligné que la discipline intérieure est la base de la vie spirituelle. C'est la méthode fondamentale qui permet d'atteindre le bonheur. La pratique de la discipline intérieure comporte des méditations qui visent à donner à l'esprit sa stabilité et à atteindre la sérénité[1]. »

Essentiellement, la méditation consiste à faire silence, d'abord le silence autour de soi et ensuite, le plus important, le silence en soi ou silence mental. En méditant dans cette condition on devient présent à soi et on laisse la conscience s'ouvrir. Les trois mots clés sont donc *silence, présence* et *conscience.*

Silence

Dans le monde dans lequel nous vivons, il n'est pas exagéré de parler de pollution par le bruit. Nous sommes constamment envahis par des sons : les gens qui nous entourent (à la maison, sur la rue, dans les magasins, au travail), la radio, le téléviseur, la circulation automobile, les avions et, plus insidieusement, le bruit en sourdine de tous les appareils électriques (réfrigérateur,

---

1. Dalaï-lama et Cutler, Howard, *L'art du bonheur,* Éditions J'ai lu, p. 217.

ordinateur, ventilateur, etc.). Les moments de vrai silence sont de plus en plus rares. Il est nécessaire de provoquer des périodes d'isolement pour bénéficier d'un environnement sans bruit.

Écouter le silence peut paraître inutile ou même ridicule. Cependant, cet acte de nature apparemment passive est extrêmement régénérateur. Au niveau physique, l'organe de l'ouïe se repose des incessantes stimulations qui sont captées par les oreilles pour ensuite être transmises au cerveau. Une fois parvenues à la zone cérébrale adéquate, ces informations sonores doivent être traitées puis décodées. À titre d'exemple, si le son entendu comporte un danger, l'information doit revenir aux muscles pour agir en toute urgence. Dans notre passé lointain, l'oreille était à l'affût du moindre bruit insolite, dont le rugissement des bêtes sauvages. La menace était omniprésente. De nos jours, les sources de dangers potentiels diffèrent, mais inconsciemment le cerveau demeure alerte. Ce sont les inventions modernes qui représentent généralement un danger potentiel. Inconsciemment, le cerveau demeure à l'affût de tous les sons susceptibles de représenter un péril. Cela demande une grande dépense d'énergie et affecte notre vitalité.

Au niveau psychologique, des moments de recueillement dans un silence propice à l'intériorisation sont essentiels pour conserver notre équilibre émotif et psychique. Habituellement, c'est le sommeil qui nous offre l'opportunité de bénéficier du silence. Cependant, durant le jour, il est aussi possible de cultiver ces instants régénérateurs qui neutralisent le stress quotidien, si nous savons l'apprécier bien sûr.

Pour certaines personnes, la présence constante du bruit est devenue une habitude sécurisante et le silence peut alors créer un état d'angoisse et même de panique. Ces personnes intoxiquées de bruit doivent apprendre à apprivoiser le silence. La méditation est un excellent moyen d'y parvenir. Il suffit d'une pratique progressive en commençant par cinq minutes par jour pour atteindre une période de 20 minutes le plus régulièrement possible. La pratique du silence procure un moment de douceur réconfortante et enveloppante. Un pur délice !

Sur le plan spirituel, la valeur du silence est inestimable. Eckhart Tolle l'exprime merveilleusement bien : « Dans ce monde, le non-manifeste est présent sous la forme de silence. C'est pour cette raison que l'on dit depuis toujours que rien dans ce monde ne ressemble le plus à Dieu que le silence[1]. » Dans le tourbillon de la vie moderne, avec son incessant brouhaha, le silence devient un bien précieux. Se donner le droit au silence, c'est accepter de reconquérir la paix intérieure, cette paix essentielle à l'équilibre émotif et mental.

Ce n'est que dans le silence que le dialogue intérieur cesse. Ce verbiage incessant embrouille les messages en provenance de l'intuition, la petite voix intérieure qui nous guide sans cesse. Le Dr Chopra nous suggère un moyen de taire le mental de la façon suivante : « Vous pouvez accéder à l'Esprit intemporel en prenant conscience de l'espace entre vos respirations, entre les objets que vous percevez, entre les mouvements de votre corps, et entre les pensées qui se succèdent dans votre mental. Focaliser votre attention sur l'un de ces espaces en abandonnant toute interprétation va vous faire sortir de votre dialogue intérieur pour entrer dans l'Esprit intemporel[2]. »

---

1. Tolle, Eckhart, *Le pouvoir du moment présent,* Éditions Ariane, 2000, p. 129.

2. Chopra, Deepak, *Vivre en rajeunissant,* Éditions du Rocher, 2002, p. 36.

Présence

Une fois le silence créé, les autres sens seront de plus en plus en veilleuse. En plus de l'ouïe, ce sont la vue, l'odorat, le toucher et le goût qui cesseront leur activité de reconnaissance. On ferme les yeux et on se déconnecte peu à peu des stimuli extérieurs.

Cette déconnexion graduelle des sens est facilitée par la respiration consciente. Il suffit d'inspirer lentement en portant attention à l'air qui entre par les narines, puis d'expirer longuement. Graduellement, les cinq sens se mettent au repos et l'ouverture intérieure s'amorce. Nous sommes maintenant prêts à établir un contact privilégié, c'est-à-dire un contact de qualité avec l'invisible.

Le contact habituel provient de l'intuition toujours présente dans nos expériences quotidiennes. À tout moment et en toute circonstance, la petite voix intérieure nous chuchote des informations. Que ce soit d'entrer sans raison dans une boutique de vêtements pour avoir la surprise d'y trouver le vêtement tant désiré ou encore de téléphoner à une personne pour prendre de ses nouvelles et découvrir qu'elle détient l'information que nous attendions depuis des jours.

En plus de l'intuition, les autres facultés qui demeurent en veilleuse à toute heure du jour sont la perception extrasensorielle et la télépathie. Tout comme il y a des auditifs, des visuels et des kinesthésiques pour les sens extérieurs, il existe aussi des auditifs, des visuels et des kinesthésiques pour les sens intérieurs. En période de recueillement, la vision et le ressenti intérieurs sont amplifiés. Étant amplifiées, ces facultés deviennent utiles pour capter une information ou un message, pour sentir une présence.

Quelle est la nature de cette présence ? Il y a d'abord la présence à soi. Pas celle où l'ego réclame de l'attention afin de satisfaire ses besoins et ses désirs. La présence à soi est l'écoute du Soi ou de l'âme.

Être présent à soi, c'est enfin écouter ce qu'on a à se dire. D'une certaine façon, nous sommes multiples : un corps physique qui réclame des soins, un corps émotionnel qui a des désirs, un corps mental qui exige des connaissances et un corps spirituel qui possède des aspirations. Chacun a son mot à dire, chacun a ses revendications à soumettre.

Pour être présent aux demandes de nos corps intérieurs, nous devons leur laisser la parole et c'est dans le silence planifié de la méditation qu'ils peuvent s'exprimer. Dès que les demandes ont été entendues grâce à cette présence à soi, un autre type de présence peut s'installer : la présence au divin.

De nombreuses appellations ont été utilisées pour nommer le divin : l'Esprit, l'Intemporel, la Force, le Cosmos, l'Univers, l'Énergie divine, Allah, la Source, le Grand Tout, l'Esprit Saint, le Très-Haut, l'Océan d'amour et de miséricorde, le non manifeste, Dieu, etc.

À quel moment sommes-nous en contact avec cette grande force qui est à l'origine de la création ? Le dimanche en assistant à une cérémonie religieuse ? Le soir en faisant une prière à Dieu ? Lors d'une visite occasionnelle dans un temple ?

En réalité, nous pouvons entrer en contact avec le divin à tout moment. Il suffit de cesser le dialogue intérieur, celui qui analyse et juge en étant en mode émetteur et le remplacer par l'écoute intérieure, celle qui est en mode récepteur. L'émetteur correspond davantage aux facultés de l'hémisphère gauche du cerveau, caractérisé par la logique et l'action. Le récepteur fait davantage appel aux facultés de l'hémisphère droit relié à l'intuition et à la créativité.

Le cerveau gauche est utile pour évaluer une situation selon les apparences extérieures. Il est rationnel et dépend des connaissances acquises. Par contre, le cerveau droit peut capter instantanément une information grâce à la vision globale. Il est émotif et sensitif. Pour être

« connecté », nous devrions fonctionner avec les deux hémisphères. Malheureusement, notre système d'éducation met davantage l'accent sur les habiletés du cerveau gauche avec les aptitudes intellectuelles, au détriment de celles du cerveau droit qui relèvent de nos dispositions artistiques.

Dès que nous fermons les yeux, le cerveau gauche diminue son emprise et laisse davantage de place à son collègue de droite. Ce transfert de responsabilités provoque une réharmonisation cérébrale avec tous les bienfaits qui en découlent, dont la détente mentale, la créativité et la conscience élargie.

Conscience

Les exigences de la vie moderne maintiennent notre attention davantage sur l'extérieur. En méditation, le silence mental et la présence à soi favorisent l'émergence de la conscience à un niveau plus profond. Cette conscience illumine de l'intérieur et transparaît par la suite à l'extérieur. Une personne qui a développé l'habitude de la conscience intérieure rayonne plus que les autres. « Nos champs énergétiques se transforment à mesure que notre conscience se développe. Plus nous entrons en relation avec l'unicité absolue de la vie, plus notre énergie subtile se fortifie[1]. »

La conscience que nous développons de l'énergie subtile en nous fait vibrer des points d'énergie qu'on appelle les chakras. Le mot *chakra* vient du sanskrit et signifie « roue de lumière ». Les chakras, au nombre de sept, se situent le long de la colonne vertébrale, du chakra racine à la base de l'épine dorsale jusqu'au chakra coronal, au sommet de la tête. Entre ces deux extrémités, il y a le chakra sacré, le plexus solaire, le chakra

---

1. Wauters, Ambika, *Le livre des chakras,* Solines Éditions, 2003, p. 11.

du cœur, celui de la gorge et le chakra frontal. Une personne lumineuse est une personne qui a pris conscience de ses centres d'énergie et ceux-ci s'activent dès qu'elle porte son attention sur eux.

D'une méditation à l'autre, la conscience s'éveille peu à peu et dissout les illusions aveuglantes du monde matériel. La solidité apparente de ce que nous voyons cache un monde vibratoire où le vide est présent à 99,999 %. Ce n'est que le taux vibratoire qui délimite l'apparence solide (glace), l'apparence liquide (eau) et l'apparence gazeuse (vapeur) à partir de la même molécule d'eau H_2O. Les apparences nous piègent dans l'illusion.

Parmi les nombreuses illusions qui nous trompent, il y a le sentiment de séparation qui provoque la douloureuse sensation d'abandon, alors qu'en réalité nous faisons partie intégrante d'un tout. L'éveil de la conscience détruit l'illusion de la séparation et nous conduit à la plénitude. « De tout temps, l'idée de la libération du bonheur a été liée à la capacité de vivre consciemment, d'entrer en contact avec la réalité intérieure de la conscience. Sa forme ultime serait le silence et la présence pure sans contenu : le *vide* ou pour d'autres la *plénitude*[1]. » En même temps que notre individualité se développe avec l'éveil de la conscience, notre appartenance au grand tout s'accroît.

Un autre avantage de la méditation consiste à s'affranchir de la conscience collective remplie de peurs et de souffrances pour se connecter avec la conscience divine. Ce lien se tisse grâce à un sentiment d'unité amplifié. La réalisation de l'interrelation entre soi et les autres, entre soi et l'Univers, apporte le sentiment de sécurité. Cette sécurité intérieure contient la certitude que quelqu'un prend soin de nous en tout temps. La

---

1. Fintz, Bernard, *La sagesse du corps,* Éditions Randin, 1999, p. 88.

seule condition pour en bénéficier est d'oser faire confiance et d'agir pour le bien de tous. La méditation nous met en contact avec l'intuition qui guide nos pas vers les bons choix pour justement agir pour notre bien et celui de l'ensemble.

Tout comme nous avons besoin de nourriture pour rester en vie, la méditation est essentielle pour maintenir la bonne santé de l'âme. Les nombreux bienfaits qui en découlent valent l'investissement de temps que nous accordons à cette période quotidienne.

Les bienfaits de la méditation

Lorsque la conscience individuelle se fond dans la conscience pure, la connexion entre le corps et l'esprit s'amplifie au point où toute forme de stress disparaît et une harmonie intérieure s'installe.

Dans ses effets physiologiques, la méditation permet d'économiser de l'énergie grâce à une baisse des échanges respiratoires et un ralentissement du métabolisme du corps. Cette récupération énergétique permet une plus grande efficacité lors de la reprise des activités. On remarque aussi une amélioration de la santé, dont une diminution de l'hypertension et du niveau de cholestérol sanguin.

Il a aussi été prouvé par des mesures scientifiques que le repos obtenu en méditation est deux fois plus récupérateur que celui du sommeil profond.

La clarté et l'ouverture d'esprit, la tranquillité intérieure, la grande vitalité et la cohérence cérébrale sont parmi les avantages offerts par la méditation. On retrouve aussi un accroissement de pensées de compassion, d'espoir et d'amour. La perception de la vie devient plus positive, la créativité plus prolifique et les désirs plus nobles.

Les autres bienfaits de la méditation qui influencent directement la conscience sont la sérénité, l'émerveillement et la paix. Ces sentiments sont la résultante d'une vitalité spirituelle acquise par la pratique régulière de l'écoute intérieure.

La sérénité

Le bonheur qui provient des événements de la vie est éphémère, car il dépend de tout ce qui est extérieur à soi. La sérénité qui vient de l'intérieur n'est pas dépendante des événements extérieurs, car elle dépend uniquement de soi. Dans notre ciel intérieur, le soleil brille constamment malgré les nuages que l'ego peut apercevoir. « Le bonheur est un état d'esprit, et non un concours de circonstances. Le bonheur est un sentiment de sérénité, toujours à notre portée. Toute recherche du bonheur ailleurs qu'en vous-même est vaine, car le bonheur est en vous[1]. »

L'âme est une entité heureuse et seuls les corps souffrent, car ils sont assujettis aux désirs dont l'attachement. Un proverbe soufi dit ceci : *Lorsque le cœur pleure ce qu'il a perdu, l'âme rit de ce qu'elle a gagné.*

La sérénité se cultive un jour à la fois et se conserve longtemps, car elle a mûri lentement. Elle est la résultante d'une somme continue de petits moments de lucidité qui nous font entrevoir la réalité illusoire du monde extérieur et la réalité permanente des mondes intérieurs. « Peu importe la religion, la pratique ou l'activité qui nous amènera à faire cette expérience intérieure : seule compte la perception intense, mystique, qui est notre objectif. L'expérience elle-même élargit notre conscience et nous imprègne d'une sensation de

1. Carlson, Richard, *Vous pouvez être heureux de toute façon*, Éditions du Roseau, 1998, p. 179.

sécurité, de bien-être et de lucidité, inimaginable auparavant[1]. »

L'émerveillement

L'âme est comme l'enfant qui s'émerveille de tout ce qu'il voit, de tout ce qu'il touche. Cet émerveillement provient du regard neuf que l'enfant porte sur son univers. Tel un enfant, l'âme que nous sommes porte aussi un regard nouveau sur ses expériences.

Puisque la routine et l'inertie spirituelle n'emprisonnent plus notre conscience, chaque moment peut être perçu comme un moment nouveau digne de notre émerveillement. Telle une rivière qui s'écoule sous nos yeux avec ses reflets changeants, la vie se déroule en une suite ininterrompue d'instants nouveaux.

L'émerveillement peut se vivre à tout instant, selon nos prédispositions sensorielles ou intellectuelles. Au niveau des sens, on se laisse éblouir par la vue d'un ciel étoilé, l'écoute d'une musique envoûtante, le toucher d'un tissu soyeux, l'exquise saveur d'un fruit juteux ou le délicat parfum d'une fleur sauvage. Au niveau intellectuel, un texte peut nous transporter au septième ciel, un poème peut nous chavirer le cœur, un exposé peut nous ouvrir des horizons inattendus de connaissances.

Il suffit de prendre le temps de se laisser émerveiller et de déguster une seconde à la fois ces petits moments d'extase. Ils sont gratuits et énergisants. Pourquoi ne pas en profiter pleinement ?

En plus de la sérénité et de l'émerveillement, un autre sentiment s'installe grâce à la méditation régulière, il s'agit de la paix.

---

1. Redfield, James, *La vision des Andes*, Éditions Robert Laffont, Paris, 1998, p. 105.

La paix

Le désir de vivre en paix est très légitime, mais l'expérience nous démontre qu'il est difficile de réaliser concrètement ce souhait. Des conflits personnels, des désaccords familiaux ou des rivalités professionnelles représentent le lot quotidien de nombreuses personnes. La paix extérieure semble inatteignable dans le monde actuel.

Cependant, la paix intérieure est un but à atteindre et peut se vivre à tout moment si nous y mettons les efforts pour y arriver. Ces efforts consistent notamment à nourrir une vision harmonieuse de notre être.

Grâce à la méditation régulière, notre vision intérieure se raffine et la représentation de l'harmonie devient de plus en plus perceptible. En méditant, des images remontent soit de l'inconscient personnel soit de l'inconscient collectif et diffusent un sentiment de paix profonde. Nous pouvons voir sur notre écran intérieur un lac paisible, un personnage serein, une fleur qui s'épanouit doucement au soleil, un bateau qui glisse sur une mer calme, un nuage qui flotte délicatement dans un ciel azuré.

À partir de la vision obtenue par l'imagination, la visualisation ou la perception directe, nous nous laissons imprégner par la paix qui s'en dégage. Nous acceptons dans chaque cellule de notre corps cette paix profonde afin que nos émotions et nos pensées s'en imprègnent par la suite.

Une fois la paix intérieure apprivoisée, il est plus facile de la manifester dans notre vie extérieure. Des paroles calmantes sont énoncées ou des actions apaisantes sont posées. Notre entourage s'en rend souvent compte avant nous et nous le mentionne. Cela crée une ouverture à l'amour universel.

Nous connaissons bien l'amour humain qui est changeant et conditionnel. Nous connaissons moins l'amour divin qui est permanent et inconditionnel. « L'amour n'est pas sélectif, tout comme la lumière du soleil. Il ne fait pas en sorte qu'une personne soit spéciale. L'amour n'est pas exclusif. L'exclusivité n'est pas le propre de l'amour divin, mais celui de l'ego[1]. »

L'une des plus belles manifestations de l'amour est le don de soi. Pour y parvenir, on doit d'abord se donner du temps à soi et au Soi. Une séance quotidienne de méditation est le plus beau cadeau qu'on puisse s'offrir. En étant à l'écoute de nos propres besoins, il est plus aisé d'être ensuite à l'écoute de ceux des autres. La qualité de la disponibilité offerte aux autres sera proportionnelle à la valeur de l'estime que l'on s'accorde à soi.

Les types de méditation

Selon la personnalité et les aptitudes de chacun, la méditation peut s'orienter de différentes façons. Les traditions spirituelles possèdent de nombreux enseignements à cet effet. Il en existe une multitude à travers le monde dont les origines sont très anciennes. De nombreux ouvrages ont été écrits pour les décrire et des centres existent pour la méditation de groupe.

Si prier est naturel, méditer l'est aussi. Il faut se faire confiance. Afin d'apprivoiser cette pratique, voici différents types de méditations simples d'approche : la méditation conceptuelle, la méditation sensorielle ou la méditation spirituelle. À partir de notre état d'esprit, de nos dispositions intérieures ou de nos goûts personnels, nous pouvons méditer de façon créative en variant les techniques.

---

1. Tolle, Eckhart, *Le pouvoir du moment présent*, Éditions Ariane, 2000, p. 148.

La méditation conceptuelle

Pour les personnes dont l'intellect et la raison sont prédominants, la méditation conceptuelle est facile à pratiquer. Il s'agit de focaliser sur un concept mental qui nous élève afin de nous en imprégner. En voici des exemples : l'amour, la sagesse, l'harmonie, la liberté, la sérénité, etc. Une fois le thème choisi, on laisse alors la vision intérieure s'animer de différentes images inspirées par le concept en question. Dès que l'image apparaît, on entre dans celle-ci sans l'analyser, sans la juger et sans chercher à comprendre pourquoi elle apparaît.

Une fois immergée dans l'image, notre conscience individuelle contacte la conscience collective qui contient la connaissance universelle accumulée depuis le début des temps. « La méditation est un acte volontaire par lequel on se branche sur le cerveau collectif et sur les plus hautes fréquences dans le but de goûter à des états d'esprit différents, d'entrer en contact avec des fréquences différentes de celles du tourbillon de pensées quotidiennes[1]. »

Grâce à la conscience universelle, le concept choisi va élargir notre perception et nous en bénéficions par une capacité plus grande de le manifester dans notre vécu individuel. Que ce soit l'harmonie, la sagesse ou la liberté, nos gestes et nos pensées en seront imprégnés.

La méditation sensorielle

Pour les personnes dont le côté artistique est plus développé, la méditation sensorielle est un outil efficace. Il s'agit d'utiliser un ou plusieurs des cinq sens : la vue, l'ouïe, le goût, le toucher ou l'odorat. Les yeux fermés on porte notre attention sur :

---

1. Morency, Pierre, *Demandez et vous recevrez*, Éditions Transcontinental, Montréal, 2002, p. 162.

— l'écran à l'intérieur de soi sur lequel apparaît un point lumineux (vue) ;

— le son des bruits environnants ou un sifflement intérieur (ouïe) ;

— la sensation du corps avec ses points d'appui (toucher) ;

— les saveurs délicieuses du dernier repas (goût) ;

— les odeurs de la pièce dans laquelle on médite (odorat).

L'utilisation d'un de nos sens ne sert que de déclencheur pour accéder à un nouvel état de conscience. « Dans la méditation, l'esprit actif se replie jusqu'à sa source... et s'élève d'un état de conscience à un état se situant par-delà la pensée, la sensation, l'émotion, le désir et la mémoire[1]. » Nos sens sont assistés par l'imagination active pour amorcer le changement d'attention, et la conscience esthétique, celle qui apprécie la beauté pure, peut alors s'installer.

Les artistes ont une grande facilité de méditer à partir des sens. Ils s'en servent afin de recevoir l'inspiration nécessaire pour créer des œuvres (musique, peinture, sculpture) dont la valeur esthétique élève l'âme et nourrit le cœur.

Dès que notre attention se porte sur une sensation en provenance de nos sens, l'hémisphère droit du cerveau s'anime. Cet hémisphère est relié aux fonctions nobles du cerveau : l'intuition, la vision et l'illumination. Une fois activées, ces fonctions nous mettent en contact avec les dimensions subtiles de la conscience. La suite va dépendre de notre intention au moment de débuter la méditation :

— prendre contact avec la paix intérieure ;

— recevoir une inspiration pour un travail en cours ;

— accueillir une plus grande dose d'amour ;

— recevoir la lumière intérieure ;

---

1. Chopra, Deepak, *Esprit éternel et corps sans âge*, Éditions Stanké, 1996, p. 45.

— percevoir les besoins de l'âme ;
— expérimenter la sérénité ;
— écouter le silence apaisant.

La méditation spirituelle

Les personnes qui ont de la facilité à s'intérioriser apprécient la méditation spirituelle. Puisque le contact avec l'Esprit ou Dieu est favorisé, en méditant elles s'ouvrent à une dimension spirituelle qui illumine ses mondes intérieurs.

Pour la méditation spirituelle, l'utilisation d'un mantra est d'une aide précieuse. Le mantra est un mot sanskrit qui désigne une structure sonore qui apaise l'esprit. Il sert de déclencheur pour un changement de conscience. Il sert de pont entre l'hémisphère rationnel du cerveau qui tente de garder le contrôle et l'hémisphère intuitif qui s'apprête à expérimenter des niveaux de conscience subtils. Le mantra possède aussi le pouvoir d'élever les vibrations de la personne qui le chante avec un cœur ouvert. Dans certaines traditions mystiques, des sons de haute qualité vibratoire, dont *om, aum, hu,* sont reconnus pour leur grande efficacité.

La technique consiste à prendre une grande inspiration puis, en prononçant le mantra, on expire jusqu'au bout du souffle. En même temps, on se concentre sur le son émis afin de ne pas laisser la pensée voguer vers les préoccupations habituelles. Ce chant mantrique a le pouvoir d'élever notre conscience à des niveaux supérieurs, là où la division n'existe pas, là où l'unité règne en tout temps.

Dans la méditation spirituelle, le contact avec la Lumière divine fait vibrer les sens intérieurs. L'acuité de l'intuition est augmentée pour mieux évaluer les situations extérieures. La vivacité de l'intelligence créative est amplifiée pour trouver des solutions aux problèmes quotidiens. La lucidité est améliorée pour aiguillonner le bon discernement.

Les douleurs humaines étant généralement causées par un sentiment de séparation, de rejet ou d'abandon, la méditation spirituelle se charge aussi de nous relier au grand Tout. La séparation n'est qu'une illusion appartenant aux mondes de la matière, de l'espace et du temps. L'unicité ne peut se dévoiler que lorsque nous sortons de la fausse apparence de l'univers matériel pour atteindre une autre réalité plus subtile, au centre de notre être. La méditation nous y conduit en douceur.

Il existe de nombreuses autres techniques de méditation. Chacun peut aussi en créer à partir de ses habiletés personnelles et de sa créativité en éveil. Dans son deuxième livre, Eckhart Tolle en décrit plusieurs[1]. L'important est de pratiquer la méditation avec régularité pour en expérimenter les bienfaits sur une base vraiment personnelle. Méditer est un cadeau pour le corps et l'esprit.

Tout comme le corps physique reçoit des soins particuliers pour sa régénération, notre esprit a aussi besoin d'entretiens réguliers. Il réclame lui aussi une remise à neuf de ses mécanismes internes.

SOLUTION :
LA RETRAITE DE SILENCE

Dans le tourbillon de la vie moderne, dans le brouhaha des activités incessantes, nous sommes souvent coupés de notre intérieur. Dans l'intimité de nos pensées, il y a parfois de multiples questions qui demeurent sans réponse, généralement par manque de temps pour les entendre : *Qui suis-je au-delà des rôles que j'assume ? Où va ma vie ? Quelle est ma mission ?*

---

1. Tolle, Eckhart, *Mettre en pratique le pouvoir du moment présent,* Éditions Ariane, Montréal, 2002.

De brefs moments de solitude peuvent se pointer dans une journée, mais l'environnement physique et sonore ne se prête pas nécessairement à une écoute attentive. La solitude propice à une réflexion de qualité est celle que l'on crée volontairement et qu'on planifie avec soin.

Une fois que l'on se permet d'expérimenter la solitude, la plénitude peut être expérimentée. Ces moments nourrissants pour l'âme produisent des effets à long terme. Lorsque nous retournons dans le tourbillon de la vie, un calme intérieur demeure, malgré le mouvement qui nous emporte extérieurement. Grâce à ce calme, notre présence auprès des autres, famille, amis, collègues, est d'une grande richesse. On a beaucoup à donner parce qu'on s'est beaucoup donné à soi.

La cure mentale créée par une retraite de silence consiste à instaurer des petits moments de solitude tous les jours ou un grand moment une ou deux fois par année. La minicure quotidienne peut se vivre durant la période de méditation chez soi, lors d'une séance de contemplation dans la nature ou durant une session de visualisation au travail ou ailleurs.

La cure intensive consiste à passer plusieurs jours en silence. Cette période d'isolement porte aussi le nom de retraite fermée qui était en vogue dans les années passées et qui revient maintenant dans les habitudes des gens sensibilisés au bien-être intérieur.

Pour la cure de silence, on doit idéalement se retirer dans un lieu où l'on peut maintenir un certain isolement : un chalet à la campagne, une chambre dans un monastère, en camping dans la nature, une auberge tranquille, etc. On se planifie une retraite à l'écart des préoccupations habituelles et des obligations journalières. La durée peut varier selon notre disponibilité. Un minimum de trois jours est recommandé pour installer les conditions propices à la régénération mentale.

Le fait de ne parler à personne nous oblige à se parler à soi-même et à s'écouter. Au début, il y a une certaine panique intérieure qui se manifeste. Le silence non apprivoisé est douloureux. Le mental s'affole, car il n'est pas habitué à un monologue prolongé puisque personne n'est là pour entretenir une conversation.

Une fois la panique reconnue, dont la durée peut varier de quelques heures à quelques jours, on accueille un nouvel état qui nous met en contact avec soi. Nous allons aux nouvelles ! Que se passe-t-il dans nos mondes intérieurs ? Les premières informations concernent généralement les manques qui assombrissent notre vie : manque de sécurité, manque d'amour, manque de temps, manque de moyens, manque de loisirs, manque de défis, etc.

Une fois les manques identifiés et nommés, un espace se crée pour entendre les solutions. C'est à ce moment que les surprises jaillissent : des solutions auxquelles nous n'avions jamais songé et qui soudain paraissent si simples, des solutions créatives, des solutions ingénieuses. Parmi ces solutions, des prises de conscience se font pour mieux comprendre les mécanismes de l'influence extérieure sur notre bien-être intérieur. Grâce au silence imposé, nous avons du recul sur l'environnement habituel pour mieux l'évaluer en fonction de nos besoins individuels. Sommes-nous dans un environnement psychique anémique ou dynamique ? Quel genre de connaissances, de conversations et d'informations circule autour de nous ? Des choix s'imposent-ils pour améliorer la qualité de notre nourriture mentale ?

En réalisant les améliorations à apporter pour contrer une anémie mentale qui risque de s'installer dans un environnement malsain, nous devons nourrir nos pensées de nutriments intellectuels : des pensées positives, des conversations stimulantes, des lectures élevées et des films nourrissants. Pendant la retraite de silence, nous avons le temps d'évaluer la qualité de nos idées, de nos relations et de nos loisirs.

■

Témoignage personnel

Je pratique la méditation depuis plus de vingt ans. Au début, cette pratique me demandait beaucoup d'efforts car j'associais *méditation* à *passivité* et j'avais l'impression de perdre mon temps. Avec l'expérience, j'ai constaté qu'au contraire, je gagnais du temps car ma concentration s'améliorait et mon intuition devenait de plus en plus aiguisée.

Depuis quelques années, mon travail me laissant libre de choisir mon horaire, j'ai ajouté une deuxième séance de méditation. En plus de celle du soir, j'ai ajouté une période de contemplation le matin. Cela me permet de rester centrée tout au long de la journée et de prendre des décisions justes.

La méditation m'offre aussi un ressourcement intérieur pour stimuler ma créativité qui rejaillit ensuite dans mon travail. Je peux ainsi donner le meilleur de mes compétences dans mes conférences, mes formations et mes écrits.

BANQUE ÉNERGÉTIQUE

Pour maintenir un bilan positif dans notre compte énergétique, il est préférable de diminuer les actions dans la colonne des retraits, d'augmenter celles dans la colonne des dépôts et d'oser un investissement à long terme.

Retraits
- Être continuellement entouré de bruits
- Maintenir une réflexion continue
- Se sentir seul et abandonné
- Ne jamais s'arrêter, sauf pour dormir
- Nourrir des idées noires

Dépôts
- Pratiquer le silence intérieur
- Utiliser les fonctions du cerveau droit
- Faire confiance à l'intuition
- Se connecter à la lumière intérieure
- Cultiver les qualités divines dont l'amour et la compassion

Investissement à long terme
- Méditer tous les jours

Conclusion

La vitalité à peu de frais

Pour résumer les secrets de la vitalité, nous pouvons retenir qu'un investissement quotidien de bonnes habitudes et une vigilance continue permettront d'éviter des dérapages dus à la vie moderne.

L'énergie va bien au-delà du corps physique. « Aujourd'hui, dans un monde fourmillant, envahi par le stress et saturé de substances chimiques, nous ressentons le besoin urgent de comprendre cette connaissance ancienne de l'énergie. Elle s'efforce de donner le droit de faire des meilleurs choix en matière de santé, de communication et d'amour. Elle nous apprend que nous sommes plus qu'un corps physique, un système complet qui rassemble tous les niveaux de l'être en un tout énergétique. Nos pensées et nos sensations exercent une influence sur chaque cellule de notre corps, rétrécissant ou élargissant notre champ énergétique, stimulant notre vitalité et notre faculté de résistance[1]. »

Sur le plan physique, les trois sources d'énergie disponibles sont les aliments énergisants, l'air vitalisant et le sommeil réparateur. Avec un peu de connaissances et beaucoup de bon sens, on se rend compte que la na-

1. Wauters, Ambika, *Le livre des chakras*, Solines Éditions, Courbevoie, 2003, p. 6.

ture a veillé à nous fournir tout ce dont nous avons besoin pour être énergisés. Ce n'est que lorsque nous nous éloignons de cette nature bienfaitrice que les choses se gâtent. La dévitalisation provient d'habitudes malsaines, d'abus de toutes sortes et du mauvais usage de notre capital santé.

Les sources d'énergie sont aussi disponibles à peu de frais : respirer consciemment ne coûte rien, mastiquer longtemps nos aliments ne coûte rien, dormir profondément ne coûte rien. Le seul investissement à faire est celui de la discipline personnelle.

Respirer consciemment

Il faut respirer à chaque seconde. De la respiration de survie qui utilise à peine 10 % de notre capacité pulmonaire à la respiration consciente qui peut atteindre 90 % d'oxygénation, il n'y a qu'un pas à faire : celui de prendre le temps d'inspirer profondément en gonflant l'abdomen et d'expirer longuement l'air vicié.

L'oxygène doit atteindre nos cellules pour que celles-ci puissent profiter d'une vigueur accrue. Si l'on se réserve des plages de temps pour utiliser la respiration vitalisante dans un environnement ionisé, l'énergie disponible sera de qualité supérieure. Au travail, en faisant le magasinage ou en période de détente, la respiration consciente ravigote le corps et l'esprit. Un regain d'énergie permet de prolonger les tâches quotidiennes et stimule l'action.

S'alimenter sainement

Il faut manger plusieurs fois par jour. De l'alimentation bourrative qui alourdit et intoxique à l'alimentation nutritive qui énergise, il n'y a qu'un pas à faire : celui de faire des choix judicieux en utilisant le bon sens et les connaissances acquises.

Si notre alimentation comprend un minimum de 75 % d'aliments vivants (fruits, légumes, légumineuses, graines, noix et germinations), nous avons tout le loisir d'inclure des aliments jouissifs, peu importe qu'ils soient bourratifs, pour le simple ravissement du palais.

Dans la gestion du stress, une inaptitude à gérer les émotions peut se traduire par une compensation nuisible, celle de trop manger. « La plupart des spécialistes de la nutrition et de l'obésité sont d'accord sur ce point : la mauvaise gestion des émotions est une des principales causes de la prise de poids dans une société où le stress est omniprésent et la nourriture abondamment utilisée pour y répondre. Ceux qui ont appris à maîtriser le stress n'ont généralement pas de problème de poids, parce que ce sont les mêmes qui ont appris à écouter leur corps, à reconnaître leurs émotions et à y répondre avec intelligence[1]. »

Se nourrir dans des conditions harmonieuses aide le corps à transformer les aliments en énergie utilisable pour tous les organes. Réapprendre à mastiquer de manière adéquate, prendre plaisir à croquer dans des végétaux crus et dormir l'estomac vide sont des atouts importants pour maintenir une bonne santé.

Se reposer intelligemment

Il faut dormir chaque jour. Du sommeil léger peu réparateur au sommeil profond régénérateur, il n'y a qu'un pas : celui d'inclure une période de 30 minutes d'exercice dans la journée afin de provoquer une fatigue musculaire suffisante.

Si notre sommeil est adapté à nos besoins individuels (petit ou gros dormeur), à notre constitution (couche-

1. Servan-Schreiber, David, *Guérir le stress, l'anxiété et la dépression sans médicaments ni psychanalyse*, Éditions Robert Laffont, 2003, p. 31.

tôt ou couche-tard) et à notre bon discernement (pause détente et sieste), nous pouvons harmoniser notre vie active avec un repos amplement suffisant.

L'environnement de la chambre à coucher influence directement la qualité du sommeil. Un lieu aéré, une obscurité assurée et un lit confortable sont des compléments à une gestion adéquate du repos.

La planification de nos rêves, en faisant une demande avant d'aller dormir, permet de recevoir des réponses aux problèmes quotidiens. Il suffit d'inscrire sur un bout de papier ou dans notre journal de rêves la demande ou l'orientation désirée. Cette pratique se nomme : faire des postulats de rêves (plus de 150 modèles sont mentionnés dans *Les rêves, messagers de la nuit*[1]).

Investir habilement

La vigilance et la discipline assurent une croissance constante de notre vitalité. Ces éléments peu valorisés dans un monde de vitesse et de performance nous aident cependant à faire les choix appropriés.

Afin de nous protéger des envahisseurs modernes, dont les polluants chimiques qui se retrouvent dans l'air et dans nos maisons, nous pouvons opter pour la simplicité. De nombreux produits inoffensifs existent pour le nettoyage et l'entretien domestique.

Des habitudes simples comme boire de l'eau et manger des fruits le matin hydratent convenablement la peau et rincent le corps de ses déchets métaboliques. En délaissant peu à peu les boissons commerciales remplies de colorants, d'agents de conservation et de sucres, nous libérons l'organisme d'un effort inutile.

Grâce à la conscience, nous pouvons nous émerveiller devant les prodiges de la physiologie du corps et

---

1. Gratton, Nicole, *Les Rêves, messagers de la nuit,* Les Éditions de l'Homme, Montréal, 1998.

le génie de l'esprit. Si nous respectons l'extraordinaire machine humaine que représentent nos organes et notre cerveau, nous devenons conscients des effets de nos choix. Nos organes étant au service de la vie, ils seront traités en collaborateurs précieux et non en esclaves soumis aux caprices de nos désirs inconscients.

Se planifier au moins une cure de santé par année aide tous les corps, du physique au spirituel, à se régénérer pour mieux relever les nombreux défis que la vie place sur notre route. Selon nos goûts et nos aptitudes, le jeûne préventif, la cure de sommeil ou la retraite de silence, nous avons tout le loisir de les combiner pour nous créer un répit personnalisé. Les petites guérisons favorisées par ces moments de régénération sont un investissement à long terme. De plus, ces cures sont peu coûteuses.

Une période quotidienne de recueillement dans le silence ouvre les valves de l'intuition et de l'inspiration. Méditer dans le calme régénère le cerveau, harmonise les fonctions physiologiques et libère l'esprit. La méditation est un investissement qui rapporte gros.

Parmi les bonnes habitudes qui augmentent notre vitalité, il y a celles qui sont gratuites :

— respirer profondément et consciemment ;
— mastiquer complètement les aliments ;
— faire une cure de sommeil chez soi ;
— prendre une douche prolongée ;
— faire des promenades actives ;
— méditer ou contempler ;
— boire de l'eau.

Ces petits ajouts qui ne coûtent rien représentent cependant de grands investissements dans notre banque d'énergie. Ils constituent une hygiène de vie acquise avec un peu de discipline personnelle et beaucoup de respect de tous nos corps, du physique au spirituel.

Témoignage personnel

Pour réussir à écrire ce livre en un temps record, il m'a fallu mettre en pratique tous les trucs mentionnés dans cet ouvrage.

Je me suis d'abord isolée dans un lieu tranquille à la campagne pendant un mois avec des livres à lire, une trentaine d'ouvrages de référence, et mon ordinateur. Le tout a débuté par une retraite de silence de quelques jours pour libérer mon esprit des préoccupations habituelles. J'ai aussi inclus une cure de sommeil d'une semaine pour effacer la fatigue des mois précédents.

Afin de pouvoir écrire en moyenne 12 heures par jour, j'ai adopté le mode d'alimentation suivant : des fruits toute la journée à intervalles d'une heure entre chacun, le repas du soir constitué de légumes biologiques et un type de protéines végétales, aucun sucre artificiel ni produits raffinés. Cela m'a permis de terminer le premier jet du manuscrit en un mois.

Par la suite, de retour chez moi, tout en conservant les mêmes habitudes alimentaires, j'ai poursuivi la réécriture (corrections et ajouts) à un rythme moins intense cependant, de 6 à 8 heures de travail par jour.

Durant cette période, afin de garder un bon équilibre émotif et mental, je me suis réservé une journée par semaine de petits plaisirs, de sorties entre amis et d'écarts alimentaires, dont un bon repas au restaurant.

BIBLIOGRAPHIE

Atkins, Dr., *Le régime anti-âge*, Éditions Plon, Paris, 2002.

Batmanghelidj, Dr Fereydoon, *Votre corps réclame de l'eau*, Éditions Trois Fontaines, Les Tattes, 1994.

Boucher, Paule, *Rêves et télépathie*, Les Éditions le Dauphin Blanc, Loretteville, 2002.

Boudreau, Nicole, *Jeûner pour sa santé*, Le Jour éditeur, Montréal, 1994.

Cardinal, Denise, *Rêves et mémoire*, Les Éditions le Dauphin Blanc, Loretteville, 2003.

Carlson, Richard, *Vous pouvez être heureux de toute façon*, Éditions du Roseau, Montréal, 1998.

Carper, Jean, *Les aliments miracles pour votre cerveau*, Les Éditions de l'Homme, Montréal, 2001.

Chopra, Deepak, *Comment connaître Dieu*, Éditions du Rocher, Paris, 2001.

Chopra, Deepak, *Esprit éternel et corps sans âge*, Éditions Stanké, Montréal, 1996.

Chopra, Deepak, *Vivre en rajeunissant*, Éditions du Rocher, Monaco, 2002.

Chopra, Deepak, *Vivre la santé*, Éditions Stanké, Montréal, 1988.

Collinge, William, *L'énergie subtile*, Éditions AdA, Varennes, 2000.

Crêve-Cœur, Jean-Jacques, *Le langage de la guérison*, Éditions Jouvence, Genève, 2000.

Dalaï-lama et Cutler, Howard, *L'art du bonheur*, Éditions Robert Laffont, Paris, 1999.

Devroede, Ghislain, *Ce que les maux de ventre disent de notre passé,* Éditions Payot, Paris, 2002.

Finley, Guy, *Le lâcher prise,* Les Éditions de l'Homme, Montréal, 1990.

Fintz, Bernard, *La sagesse du corps,* Éditions Randin, Lauzanne, 1999.

Fluchaire, Pierre, *Bien dormir pour mieux vivre,* Éditions J'ai lu, Paris, 1992.

Frappier, Renée, *Le Guide de l'alimentation saine et naturelle,* Éditions Maxam inc., Montréal, 1987.

Frappier, Renée et Gosselin, Danielle, *Le guide des bons gras,* Éditions Maxam inc., Montréal, 1995.

Garfield, Patricia, *La Créativité onirique,* J'ai Lu, Paris, 1997.

Glady, Dr Gilbert, *Comprendre et retrouver le sommeil,* SAEP, Colmar, 1998.

Goleman, Daniel, *L'intelligence émotionnelle,* Éditions Robert Laffont, Paris, 1997.

Jouvet, Dr Michel, *Le Sommeil et le rêve,* Éditions Odile Jacob, Paris, 1992.

Langevin, Brigitte, *Rêves et créativité,* Les Éditions le Dauphin Blanc, Loretteville, 2003.

Mongeau, Serge, *La simplicité volontaire, plus que jamais,* Montréal, Écosociété, 1998.

Montignac, M. et Fluchaire, P., *Plus jamais fatigué,* Éditions J'ai lu, Paris, 1992.

Morency, Pierre, *Demandez et vous recevrez,* Éditions Transcontinental, Montréal, 2002.

Morin, Dr M. Charles, *Vaincre les ennemis du sommeil,* Les Éditions de l'Homme. Montréal, 1997.

Palardy, Pierre, *Et si ça venait du ventre ?,* Éditions Robert Laffont, Paris, 2002.

Redfield, James, *La vision des Andes,* Éditions Robert Laffont, Paris, 1998.

Robbins, John, *Se nourrir sans faire souffrir,* Éditions Stanké, Montréal, 1990.

Salomon, Paule, *Corps vivant,* Éditions Albin Michel, Paris, 1983.
Servan-Schreiber, David, *Guérir le stress, l'anxiété et la dépression sans médicaments ni psychanalyse,* Éditions Robert Laffont, Paris, 2003.
Shelton, Herbert M., *La voie hygiéniste,* Éditions du Roseau, Montréal, 1985.
Simmons, Rochelle, *Le stress,* Éditions J'ai lu, Paris, 2000.
Starenkyj, Danièle, *Le mal du sucre,* Éditions Orion, 1981.
Tolle, Eckhart, *Le pouvoir du moment présent,* Éditions Ariane, Montréal, 2000.
Tolle, Eckhart, *Mettre en pratique le pouvoir du moment présent,* Éditions Ariane, Montréal, 2002.
Wauters, Ambika, *Le livre des chakras,* Solines Éditions, Courbevoie, 2003.

TABLE DES MATIÈRES

DEUXIÈME PARTIE
De l'énergie pour l'esprit

COURS ET CONFÉRENCES

Auteure de douze ouvrages publiés au Canada et en Europe, Nicole Gratton est conférencière, formatrice et consultante. Elle donne des formations dans le milieu des affaires sur le thème « Les secrets de la vitalité, comment augmenter la performance ».

Pour des informations sur les prochaines activités, vous pouvez faire parvenir votre demande à l'adresse suivante : www.nicole-gratton.com

Bien-être

7634

Composition Nord Compo
Achevé d'imprimer en France (Manchecourt)
par Maury-Eurolivres
le 25 avril 2005.
Dépôt légal avril 2005. ISBN 2-290-34699-3

Éditions J'ai lu
84, rue de Grenelle, 75007 Paris
Diffusion France et étranger : Flammarion